AF401458

HISTOIRE MÉDICALE

DU

CHOLÉRA-MORBUS

DE PARIS.

OUVRAGES DU MÊME AUTEUR.

DU CHOLÉRA-MORBUS DE POLOGNE, ou recherches anatomico-pathologiques, thérapeutiques et hygiéniques sur cette épidémie, in-8° avec planche coloriée. Prix : 3 fr. 5o c.

MANUEL DE PHARMACIE THÉORIQUE ET PRATIQUE, contenant les formules officinales et magistrales les plus usitées, un abrégé sur l'art de formuler, un tableau synoptique des substances incompatibles, etc., destiné à MM. les élèves en médecine et en pharmacie, 1 fort vol. in-18 , avec planch., br. Prix : 6 fr.

COURS DE PHARMACOLOGIE, ou Traité élémentaire d'histoire naturelle médicale, de pharmacie et de la thérapeutique de chaque maladie en particulier, suivi de l'art de formuler en latin et en français ; 2 forts vol. in-8°, brochés. Prix : 16 fr.

SOUS PRESSE POUR PARAITRE INCESSAMMENT.

NOUVEAU FORMULAIRE MAGISTRAL ; suivi d'un Mémorial thérapeutique et des premiers secours à donner aux personnes asphyxiées et empoisonnées, in-18. Prix : 4 fr.

IMPRIMERIE DE DUCESSOIS ,
QUAI DES AUGUSTINS, 55.

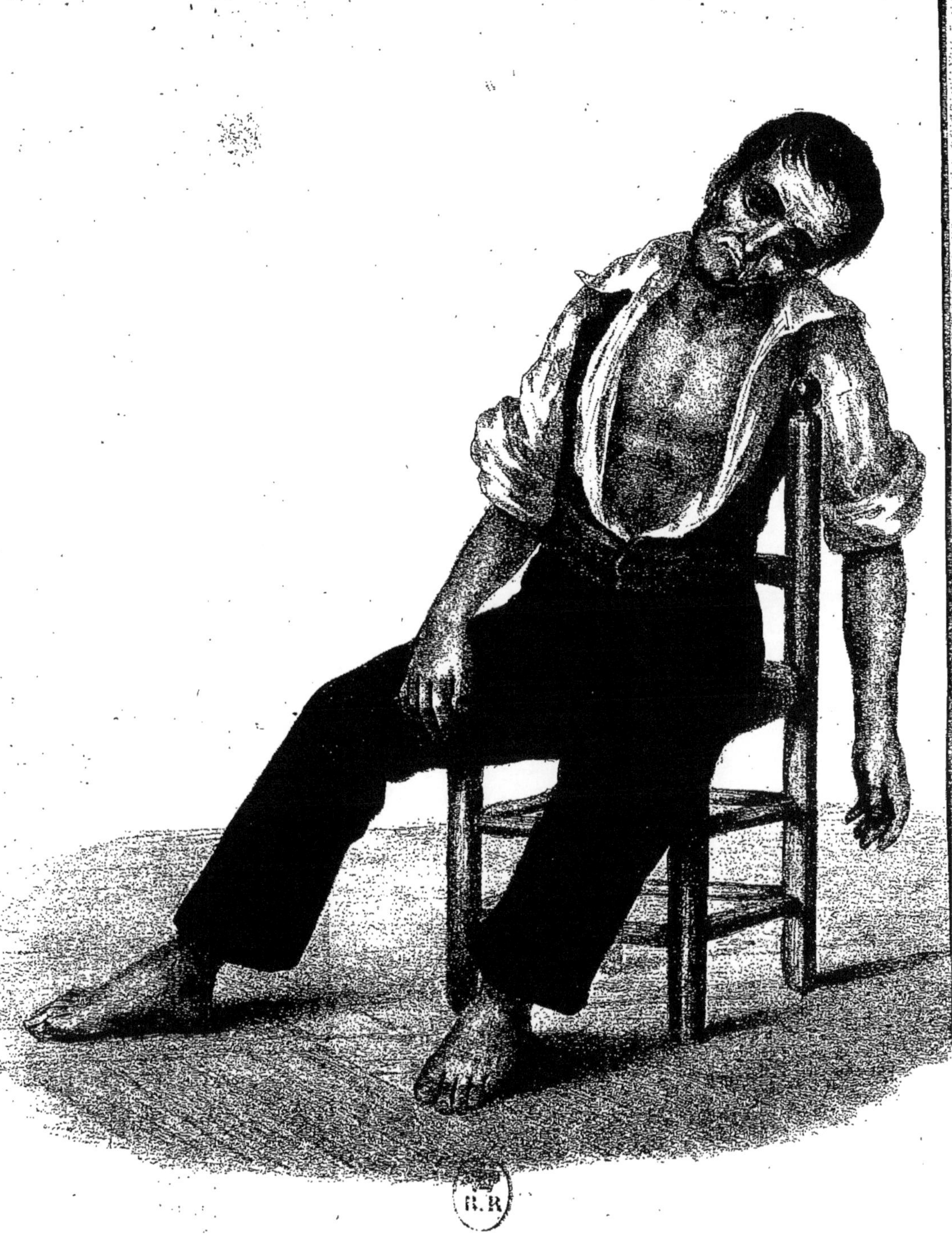

PRÉFACE.

La bienveillance avec laquelle le public médical a reçu la brochure que j'ai publiée sur le choléra-morbus de Pologne, la promptitude avec laquelle ce Mémoire s'est écoulé dans le commerce, m'ont engagé à livrer à l'impression le fruit de mes nouvelles observations.

Ainsi que dans mon premier Mémoire, j'ai réuni en un seul faisceau tous les faits que j'ai vus et constatés moi-même, soit dans ma pratique particulière, soit dans les consultations auxquelles j'ai été appelé, soit enfin dans le quartier du Jardin du Roi où était mon ambulance, et où j'ai eu l'occasion de voir un nombre considérable de cholériques.

Je me suis attaché, dans le premier chapitre, à décrire aussi exactement que possible, tous les signes et caractères, soit précurseurs, soit pathognomoniques de l'épidémie, afin de mettre le lecteur à même de la rede l'épidémie jusqu'à la fin de mai; j'en ai fait autant pour ceux qui ont été inscrits au bureau de secours de la rue des Fossés-St.-Victor; j'ai dressé la statistique du quartier du Jardin du Roi; enfin j'ai terminé par des conclusions générales déduites de tout ce qui a été dit dans le cours de ce Mémoire.

Maintenant, je désire que l'exactitude et la véracité que j'ai apportées dans ce travail me gagnent la bienveillance de mes confrères; je souhaite également que cet opuscule flotte au-dessus du déluge de brochures qui vont être publiées sur le même sujet, et dont nous allons être inondés.

DU

CHOLÉRA-MORBUS

DE PARIS.

I

Symptômes du choléra-morbus. — Complications. —
Maladies consécutives.

Pendant les dix à douze premiers jours de son invasion, le choléra de Paris fut, à très-peu de chose près,
semblable à celui de l'Inde, de l'Orient, du nord de
l'Europe et de Londres. Mais, après cette époque, la
maladie s'est beaucoup modifiée, et les observateurs
judicieux conviennent tous que les traits des malades
ont été moins grippés, la face moins livide, l'excavation des yeux moins profonde, les membres d'un
bleu moins noirâtre, la langue et l'haleine moins
froides, le pouls radial moins insensible, etc. Quoi
qu'il en soit de cette différence, sur laquelle nous re-

viendrons plus tard, voici quels sont les symptômes sous lesquels le choléra s'est présenté en France.

Symptômes précurseurs. Malaise général, mauvaise humeur, visage affaissé et un peu terreux, physionomie particulière, cercle bleuâtre autour des yeux, douleurs entre les omoplates, gène dans la région épigastrique, diminution de l'appétit, borborygmes dans les intestins, quelques selles indolores, d'abord jaunes, puis de plus en plus tenues, et enfin aqueuses ; soubresauts dans les articulations ; tremblemens, picotemens dans les jambes, crampes légères dans les mollets, étourdissemens, tintemens d'oreille, vertiges, céphalalgie plus ou moins vive, obscurcissement de la vue, dilatation inégale des pupilles, dureté de l'ouïe, maux de cœur, ralentissement de la circulation, peau humide, plus froide que d'habitude ; urines rares, blanchâtres.

A ces symptômes, qu'il est important de bien connaître, puisqu'il est facile de s'en rendre maître ; que j'ai peu souvent observés à Varsovie, où j'étais chargé d'un service militaire, et où je ne recevais, le plus habituellement, que des sujets déjà en proie à la maladie depuis plusieurs heures ; dont la durée varie de six à vingt-quatre heures, et qui manquent souvent, surtout chez les très-jeunes enfans et les vieillards ; succèdent les suivans que l'on doit considérer comme essentiels, comme pathognomoniques du choléra.

Symptômes essentiels ou pathognomoniques. Vertiges, engourdissement des doigts, sensation particulière de froid le long de la colonne vertébrale ; face décomposée, livide, terreuse, tout à fait hippocratique, exprimant l'anxiété, la souffrance ; yeux enfoncés dans les orbites (les malades ont la sensation de cet enfoncement des globes oculaires), abattus ou brillans, comme effrayés ; pommettes saillantes ; joues déprimées ; nez effilé ; lèvres froides, béantes, pâles ou bleuâtres.

Appareil digestif. Langue blanche ou violacée, quelquefois rouge, ordinairement humide et froide, quelquefois aussi amincie sur ses bords, et chargée d'un enduit jaunâtre épais ; soif ardente ; anorexie complète ; douleurs plus ou moins vives, dans l'estomac et dans tout le trajet du tube digestif, accompagnées le plus souvent de mouvemens convulsifs : ces douleurs ne sont pas constantes, ou bien elles ne se font sentir que dans l'estomac ou dans les intestins seulement ; nausées suivies de hoquets, de vomissemens. Les matières vomies, consistant d'abord en matières alimentaires mal digérées, deviennent de plus en plus abondantes et ressemblent assez bien à un décocté de riz salé, ou à de l'eau de son, ou bien encore à du petit-lait non clarifié. Ces matières sont tantôt jaunâtres ou verdâtres, tantôt poracées. Les déjections alvines qui sont d'abord stercorales, qui deviennent de plus en plus aqueuses, blanchâtres ou séro-albumineuses, et à peu près analogues à la matière des vomissemens, ont lieu sans efforts, sans douleurs et comme par fusées. Le produit des selles est tantôt inodore et tantôt d'une odeur infecte.

Ainsi qu'à Varsovie, les vomissemens et les déjections alvines ont quelquefois eu lieu en même temps.

Le ventre, habituellement peu douloureux à la pression, est souvent déprimé comme dans la colique de plomb; souvent aussi il est distendu et rend un son mat quand on le percute, ce qui tient à la présence des liquides qui sont renfermés dans les intestins : on peut alors le malayer comme on le ferait d'une pâte nouvellement préparée.

Le pouls radial faiblit, s'enfonce de plus en plus, et finit par devenir imperceptible; seulement on sent encore des battemens légers dans le cœur et les carotides. Si l'on fait une saignée, le sang, semblable, pour sa consistance, à de la gelée de groseilles mal cuite, coule en bavant, ou pas du tout. L'ouverture des artères chez des cholériques n'a pas fourni de sang.

La respiration est pénible; le malade est comme

menacé de suffocation ; il fait des efforts pour porter les mains à son cou, et semble chercher à détourner quelque chose qui l'étouffe. L'haleine est froide et inodore. Les sécrétions ne se font plus ; l'urine ne coule plus, la bile ne colore plus les matières fécales, la salive n'afflue plus dans la bouche qu'en très-petite quantité, les larmes sont taries, et la perspiration cutanée n'a plus lieu. Il en est de même des sécrétions pathologiques. Ainsi, on a vu l'expectoration abondante des phthisiques se supprimer, et des épanche-chemens séreux être résorbés.

La région du foie est douloureuse, quelquefois tumifiée, dure au toucher ; la rate est parfois gonflée et douloureuse, et, dans ce cas, le foie est à peu près dans son état normal.

La voix est profondément altérée, affaiblie ; elle devient rauque et comme flûtée.

Les membres inférieurs sont souvent rapprochés du tronc et tourmentés, principalement dans les mollets, de crampes extrémement douloureuses et souvent répétées (toutes les deux ou trois minutes) ; ces crampes, qui arrachent des gémissemens et des cris aux malades, qui sont quelquefois tellement visibles sous la peau qu'elles simulent parfaitement (je l'ai vu plusieurs fois à Varsovie) les ondulations des sangsues dans l'eau, qui durent de une à cinq minutes, s'observent aussi dans les avant-bras, les orteils et les doigts. Ces derniers sont rétrécis, profondément ridés surtout à la face paulmaire, et ressemblent parfaitement à ceux d'une femme qui a savonné tout une journée.

Aux crampes dont je viens de parler et qui sont moins communes chez les enfans que chez les adultes, succèdent une prostration, une anxiété difficiles à décrire et extrêmement pénibles à voir. Les extrémités, ainsi qu'une grande partie de la surface du corps, sont froides, glaciales, marbrées, d'un bleu-noirâtre, moins foncé cependant qu'en Pologne et en Angleterre, et comme ecchymosées (*voy.* la figure coloriée). Ces signes et ceux de la face, sont tellement caractéristiques, que tous les cholériques se ressemblent, et qu'au premier abord, on les prendrait pour frères.

Quand le malade est prêt de succomber, une sueur froide, visqueuse et d'une odeur aigrelette, couvre la surface du corps. Chez la plupart des moribonds, le globe de l'œil est tourné en haut, et l'on n'aperçoit que le blanc de la sclérotique. Malgré tout ce désordre effrayant, les facultés intellectuelles restent intactes ; il suffit souvent de secouer fortement les cholériques, pour que, quelques instans même avant leur mort, ils répondent encore aux questions qu'on leur adresse. Quant au délire que l'on observe quelquefois, il est l'effet d'une congestion cérébrale, qui a lieu pendant la réaction; et qu'il est toujours assez facile de combattre.

Malgré la rapidité avec laquelle les symptômes du choléra marchent souvent, malgré la difficulté qu'il y a quelquefois de distinguer les symptômes précurseurs des symptômes dits essentiels ou pathoghomoniques, on a admis plusieurs degrés, plusieurs périodes de cette maladie. Les médecins anglais qui ont traité le choléra dans l'Inde ont indiqué trois périodes, savoir : celle de la *congestion*, celle de l'*excitation* et celle du *collapsus*; mais en Europe, en France surtout, on en a admis davantage. Ainsi que beaucoup de nos confrères, nous reconnaîtrons cinq périodes du choléra, et l'on conçoit toute l'importance de ces distinctions pour le traitement, car les médicamens qui conviennent dans le premier et dans le second cas, sont nuisibles dans le troisième, etc.

Première période, celle *des prodrômes, choléra léger, cholérine* (voyez les symptômes précurseurs, page 2). Cette période peut durer quelques heures, un jour; mais le plus souvent elle se prolonge plus long-temps (huit à quinze jours), et se dissipe ensuite.

Deuxième période, celle *des évacuations*, d'*invasion* ou *début du choléra*. Vomissemens de substances alimentaires d'abord, puis de matières tantôt bilieuses, tantôt jaunâtres, tantôt poracées, mais le plus ordinairement blanchâtres ; crampes très-douloureuses dans les membres seulement, rarement dans les muscles de l'abdomen, du thorax et des yeux ; suppression ou diminution dans les sécrétions urinaire, biliaire et salivaire ; selles très-abondantes, souvent répétées, indolores, liquides, séro-albumineuses, blanchâtres, troubles, assez semblables à du petit-lait non clarifié ou à un décocté de riz ; face plus ou moins colorée ; céphalalgie intense ; langue molle, large, visqueuse, souvent recouverte d'un enduit blanc ou jaunâtre plus ou moins adhérent ; soif ordinaire, pouls à peu près naturel.

Dans le début du choléra, qui a ordinairement lieu la nuit ou le matin, les malades sont assez calmes sur leur lit ; ils ne poussent aucun cri, ne font entendre aucune plainte et restent la tête basse sur l'oreiller.

Troisième période, celle *de froid* ou *d'anémie. Choléra grave, algide* ou *bleu.* Si, pendant la deuxième période qui se prolonge de deux à six heures et quelquefois moins, aucun secours n'a été administré, on ne tarde pas à voir les symptômes suivans se manifester : pouls radial nul ou filiforme ; face violette ou livide ; yeux cernés, enfoncés dans les orbites ; suspension totale de la sécrétion des larmes, de la bile, de l'urine et de la salive ; peau sèche, cadavéreuse, violette aux mains et aux pieds ; ecchymoses violacées aux cuisses, aux jambes et quelquefois sur le tronc ; rides profondes à la face paulmaire des doigts et à la paume des mains ; froid glacial des extrémités, quelquefois du nez, de la langue et des oreilles ; raucité ou extinction de la voix ; anxiété épigastrique ; paupières à demicloses ; somnolence ; les plis qu'on forme sur la peau des mains s'effacent très-lentement.

Dans cette période, qui se termine le plus souvent par la mort, les selles, les vomissemens, les crampes persistent ou augmentent avec plus de violence ; quelquefois cependant ces symptômes s'affaiblissent, sont moins fréquens ou disparaissent complétement ; la langue, la bouche deviennent sèches ; la soif est inextinguible ; une chaleur brûlante semble dévorer les patiens qui réclament avec les plus vives instances quelques cuillerées d'eau froide.

Dans cette forme du choléra, les malades s'agitent, bondissent, se pelotonnent sur leur lit ; d'autres fois, ils se couchent à plat sur le ventre, poussent des gémissemens ou des cris, jettent leurs membres à droite ternes ; la langue demeure froide ; les crampes, les vomissemens, les selles s'arrêtent souvent, et les urines ne reviennent plus ; le malade se dit mieux, se croit sauvé ; quelques heures après il n'existe plus.

Cinquième période, celle de coma ou *typhoïde.* Narines sèches, comme pulvérulentes ; langue sèche, quelquefois fuligineuse ; yeux chassieux, encroûtés ; prostration, stupeur, rêvasseries, délire, pétéchies, ou éruption de plaques typhoïdes.

Les symptômes, la marche et les différens modes de terminaison du choléra chez les enfans, diffèrent peu de ceux qu'on observe chez les adultes. Tantôt la maladie, en général peu fréquente, mais rare et presque toujours mortelle chez les enfans au-dessous de cinq ans, débute brusquement et d'une manière insolite ; la circulation se trouble, le sujet se refroidit assez promptement, et présente tous les caractères de la cyanose. Tantôt la diarrhée se déclare subitement, et les malades continuant de manger, les vomissemens, les crampes surviennnent, les urines ne coulent plus, etc. On a remarqué cependant que, chez les jeunes malades, la teinte de la face et des extrémités était moins foncée, les rides de la peau moins prononcées, les crampes moins violentes.

Chez les enfans, la réaction s'accompagne souvent

de la congestion vers le cerveau, et la plupart meurent dans les convulsions. Ainsi que chez les adultes, les sécrétions physiologiques et pathologiques sont modifiées, la bile, l'urine, la salive ne coulent plus ; les yeux sont secs et enfoncés dans les orbites ; le cercle qui les entoure est un peu moins prononcé.

A Paris, à Londres, les complications et les maladies consécutives du choléra très-grave, ont été : le typhus, les affections cérébrales, la gastro-entérite, la pleurésie, le marasme, les parotides et l'œdème des pieds.

eu des solutions différentes. Cette diversité dans les opinions est d'autant plus embarrassante que presque tous les systèmes préconçus ou déduits sur le choléra ont eu pour eux, jusqu'à un certain point, des expériences et des observations bien constatées. Une seule chose cependant reste démontrée et ressort des faits qui se sont passés à Paris; c'est que le fléau a été d'autant plus terrible, et qu'il a résisté d'une manière d'autant plus opiniâtre, que les rues et les habitations où il a sévi étaient plus étroites, plus malpropres, davantage privées d'air et plus remplies de foyers d'insalubrité.

Les conditions dans lesquelles le choléra-morbus se déclare, conditions que l'on appelle *causes secondaires* ou *déterminantes* (nous ne connaissons pas les causes premières), agissent les unes sur la peau, comme les bivouacs, l'humidité, le froid, le chaud, etc.; les autres sur l'estomac et les intestins, tels sont les alimens et les boissons de mauvaise qualité, les excès, les privations, etc.; sur les poumons, comme les émanations de substances animales et végétales en décomposition; sur le cerveau, les émotions morales, etc.

Les classes laborieuses et nécessiteuses de Londres et de Paris furent les premières victimes de l'épidémie; les classes aisées des mêmes capitales le furent moins,

surtout en Angleterre. Nous dirons tout à l'heure
pourquoi Paris fut si maltraité.

Si, comme tout le monde en est convaincu, la misère, la malpropreté, les excès, les écarts de régime,
les alimens et les boissons de mauvaise qualité, l'abus
des liqueurs fortes, l'accumulation dans des habitations sales et étroites d'hommes mal vêtus et mal
nourris; la vie des camps, l'humidité, le froid, la
suppression de la transpiration, les changemens brusque de température, les orages, la chaleur long-temps
continuée, en un mot, si toutes les choses qui débi-
litent sont autant de circonstances favorables au développement du choléra ou de toute autre épidémie, les
causes morales n'ont pas moins d'influence. Ces dernières, rendues plus nombreuses par les actes de carnage et de barbarie qui eurent lieu dans Paris quelques jours après l'invasion de la maladie, n'ont pas
peu contribué à augmenter le nombre des victimes.

La peur exerce sur le physique et sur le moral une
influence toujours funeste, et dont la gravité est en
raison directe de sa durée, et des causes qui lui ont
donné naissance. C'est par peur que beaucoup de
gens aisés, de grands personnages, sévères d'ailleurs
sur les principes et les lois de l'hygiène, sont morts
du choléra; c'est aussi par peur que d'autres ont

pensé être atteints par l'épidémie, quand ils n'a-
vaient qu'une légère indisposition, une simple diarrhée, etc.; enfin, c'est encore par excès de précautions, par suite des infusés concentrés de thé, de
menthe poivrée, de camomille, etc., ingérés, soir
et matin dans l'estomac, comme préservatifs, qu'une
foule de personnes se sont donné de violentes in-
flammations gastro-intestinales qui n'ont pas tardé
de revêtir les formes et les caractères cholériques.
Certes, je ne prétends pas avancer que les personnes
riches ne doivent pas redouter les épidémies régnantes,
mais je crois qu'avec un bon moral, une grande phi-
losophie et de bonnes habitudes de vie et de mœurs,
on peut être exempté du choléra ou de tout autre
maladie analogue.

La nature, le siége du choléra-morbus, nous sont
tout aussi inconnus que ses causes premières. Dans
cette singulière et terrible maladie, semblable, on ne
peut plus en douter, sauf quelques légères modifica-
tions, à celle de l'Inde; tout à fait différente de celle
que nous observons quelquefois dans nos climats, et
qui a été décrite sous le nom de *choléra-morbus sporadique*, dans laquelle, enfin, la vie est promptement
éteinte, l'oxigénation du sang nulle, les fonctions de
sécrétion de la membrane muqueuse gastro-intesti-

nale exaltées , celles de la peau , de là vessie , du foie, des glandes lacrymales et salivaires suspendues, la circulation arrêtée, excepté dans les carotides et les temporales où on la sent encore ordinairement, on trouve réunis des symptômes si tranchés et si différens qu'on ne peut lui assigner plutôt telle place que telle autre dans les cadres des nosologistes. En effet , on peut considérer le choléra comme une asphyxie, un empoisonnement miasmatique , un léger tétanos, une gastro-entérite aiguë, une affection catarrhale , une fièvre algide très-intense, etc., car on trouve dans la séméiologie de cette maladie, tous les caractères de ces diverses affections. On y observe encore la dépression du ventre, dépression propre à la colique de plomb.

Le choléra est-il le résultat d'une phlegmasie aiguë ou chronique de la totalité ou de quelques-unes des portions du tube intestinal qui réagit sur le système nerveux; ou bien celui-ci, d'abord malade, altéré dans son organisation, réagit-il sur le canal digestif? Les glandes de Brunner et de Peyer, sont-elles primitivement ou secondairement affectées (quand elles le sont) ? Enfin , les lésions pathologiques trouvées après la mort sont-elles l'effet ou la cause de la maladie? Toutes ces questions que les nécropsies semblaient devoir éclaircir, qui ont été bien souvent agitées, sont encore à résoudre. En effet, les nombreuses ouvertures cadavériques qui ont été faites en Russie, en Pologne, en Allemagne, en Angleterre, etc., sur des sujets morts du choléra grave ou choléra asthénique, celles que j'ai faites moi-même à Varsovie et à Paris, ont *très-rarement* offert, dans les organes intérieurs, des désordres (d'inflammation) qui répondissent à l'intensité, à la gravité des symptômes observés pendant la vie des malades, et qui expliquassent une fin aussi brusque, aussi terrible que celle des cholériques. J'ajouterai encore, qu'excepté la vacuité de la vessie, la bouillie claire, jaunâtre ou grisâtre (à Paris, cette bouillie a été beaucoup moins observée qu'à Varsovie) renfermée dans les intestins ; la couleur noire, la viscosité, la consistance de gelée de groseilles mal cuite du sang veineux et du sang artériel, l'épaisseur, la couleur très-foncée de la bile, le peu d'élasticité du parenchyme pulmonaire, qui sont constantes, on n'a rencontré souvent (toujours dans le choléra asthénique, dans celui qui a régné à Paris jusqu'au 10 ou 12 avril) que des altérations si légères que, dans d'autres circonstances, on n'en eût pas tenu compte.

Déjà, dans les lettres que j'avais adressées de Varsovie aux académies des Sciences et de Médecine de Paris, j'avais considéré le choléra comme une maladie essentiellement nerveuse, et j'en avais placé le siége dans le rachis. Telle a été mon opinion il y a bientôt un an, telle elle est encore aujourd'hui. Cependant, tenant compté davantage de l'anxiété, des spasmes, de la cessation du pouls, du refroidissement général qui refoule le sang de la périphérie au centre des organes, de l'altération des fonctions de la vie de nutrition, et de beaucoup d'autres phénomènes physiologiques qu'on observe chez les malades, je pense, avec M. le docteur Scipion Pinel qui, à Varsovie, donna à l'épidémie le nom de *trisplanchnie*, que le choléra peut être considéré comme une névrose qui a son siége dans le système du grand sympathique et dans le rachis. Cette névrose est souvent précédée de désordres plus ou moins prononcés dans les fonctions digestives. Plus tard, mais cependant avant son voyage en Angleterre, M. le professeur Delpech, de Montpellier, avait émis une opinion à peu près analogue, en disant que le siége du choléra était dans les ganglions semi-lunaires.

Malheureusement ces opinions n'ont pas été soutenues par l'anatomie pathologique qui, le plus ordinairement, n'a présenté, chez les cholériques, aucune

lésion, aucune altération sensibles du cordon rachi-
dien, du grand sympathique et de ses dépendances. Mais
de ce que certaines altérations pathologiques, surtout
celles de névroses, échappent à nos sens, nierons-nous
leur existence? Non; car le cadavre sur lequel nous
promenons actuellement nos instrumens et nos regards
scrutateurs est sous nos yeux; c'est celui d'un être qui,
tout à l'heure, respirait encore, et je ne sache pas que
l'on meure de rien.

M. Delpech a assuré qu'il avait vu les plexus abdo-
minanx altérés dans leur forme, dans leur couleur, etc.
Les faits annoncés par cet habile praticien n'ont point
été confirmés à Paris, et les documens qui m'ont
été adressés d'Angleterre sont tout à fait d'acord
avec ce que j'ai vu moi-même à Paris. J'en dirai
autant, parce que je l'ai vu, parce que beaucoup
d'autres observateurs l'ont vu, parce qu'enfin la vérité
doit marcher avant les systèmes, de la membrane
muqueuse gastro-intestinale, des glandes de Brunner
et de Peyer, etc., que l'on trouve neuf fois sur dix à
l'état normal dans le choléra asthénique. Le malade
a-t-il succombé à un choléra inflammatoire? était-il
âgé ou déjà sous l'influence d'une gastro-entérite?
avait-il, tout en criant à l'empoisonnement, comme
on l'a vu à Paris et ailleurs, bu force eau-de-vie, vin

ou liqueurs ? Pour se faire transpirer, s'était-il ingéré dans l'estomac, comme quelques-uns l'ont fait, cinq à six onces d'esprit-de-vin avec une demi-once de poivre? enfin, depuis quelque temps, s'était-il mis à l'usage, comme préservatif, de forts infusés de thé, de menthe poivrée, de camomille, etc., etc.? Oh! alors, les altérations pathologiques sont nombreuses, évidentes, palpables, et les yeux n'ont pas besoin de microscope pour les apercevoir.

III

Depuis des siècles , le choléra a existé dans l'Asie , où il a été endémique, et où il apparut d'une manière spontanée. Déjà, en 1815 , il avait régné épidémiquement au Malabar , et ce ne fut qu'en juillet 1817, qu'il éclata à Jessore , dans le delta du Gange, où il fit à peu près six mille victimes. De Jessore, le choléra s'étend dans trois directions différentes : dans la première , il parcourt l'Indoustan, l'Indous, la Syrie, et arrive jusqu'aux frontières de la Perse ; dans la seconde, il ravage successivement l'Inde, Madras , en 1818 , la côte de Coromandel, Ceylan, Mysore et Bombay ; puis , il pénètre en Arabie, franchit l'Océan , les îles Maurice , en 1819 , et l'île Bourbon ; enfin , dans la troisième , il envahit l'empire Birman , la Cochinchine , en 1820 ; le Tonkin, les îles Penang et Java , en 1819 ; Timor , les îles de la mer de Chine, Malaca, Bornéo, les Célèbes , Banda, Amboine , en 1823 ; Ternate , les Philippines , puis, l'empire chinois, en 1822 ; la Mongolie , en 1826 ; le Japon et la frontière de la Sibérie , en 1826.

En 1822 , le choléra reparaît à Java ; en 1823 , à Bornéo , à Célèbes , à Amboine , à Banda , etc. De Bombay et de l'Indoustan , il s'avança progressivement vers les dernières régions occidentales de l'Asie, et vers le nord de l'Europe. En 1819 , il désola le camp de Séroar , Vittoria (fort de Bombay) , et le district de Kaira. En 1821, il fut exporté en Arabie, d'où il s'étendit à Bahrem , Busheer et Bassora , côtes du golfe Persique ; puis à Bassora , en Mésopotamie et en Syrie. Après avoir reparu , au printemps de 1822 , à Mosoul , Birr , etc. , il alla éclater à Alep et en Egypte où il était en 1822. De la Perse, qu'il traversa en 1823 , le choléra gagna les rives de la mer Caspienne , Boukara , en 1829 ; Orembourg et Tauris , en 1830. En juillet et août de la même année , il dépeupla Tiflis , la Géorgie et Astrakan (embouchure du Volga). Enfin , il atteint Moscou , en 1830, et la Pologne en 1831. Son invasion dans ce dernier pays a été précédée d'une grande mortalité sur les animaux domestiques , et surtout sur les oiseaux de basse-cour : pareille épizootie a été observée en Allemagne , en Angleterre et dans les environs de Paris.

Zamosc, Lublin et Brzeşcie, paraissent être les premiers endroits de la Pologne qui virent éclater le choléra. De Posen , l'épidémie gagna Berlin , puis l'Autriche , après avoir descendu la route de Cracovie.

Ainsi, malgré les différences de latitudes, de mœurs, de climats , de salubrité ; malgré les cordons sanitaires qui avaient été établis presque partout et que l'on forme encore malgré l'évidence de leur inutilité, le choléra a fait des pas immenses depuis 1817. Après avoir dépeuplé le Bengale , l'île Maurice , Pékin , la Nouvelle-Hollande, il a successivement envahi Astrakan , la Sibérie, Archangel , Moscou , Saint-Pétersbourg , Varsovie , Berlin et Vienne. L'Angleterre, la France, n'ont point échappé à son influence meurtrière, et rien ne nous assure qu'il respectera toujours la Belgique (1) et la Hollande, et qu'il ne pénétrera pas en Italie, en Espagne et dans le Portugal.

Cet exposé géographique prouve que le choléra

(1) Au moment ou j'écris ces lignes , j'apprends que quelques cas de choléra se sont déclarés à Courtrai.

peut se développer partout où la misère, la malpropreté, les excès, la débauche, les habitations mal-
saines, etc., etc., impriment leur cachet, et que,
dans son état actuel, il forme une longue traînée depuis les rives du Gange, jusqu'à la mer d'Allemagne,
jusqu'à l'Elbe et le Danube, et jusqu'à la Seine.

Après de fausses alertes sur la présence du choléra-
morbus à Paris, les premiers malades qui en furent
réellement attaqués entrèrent à l'Hôtel-Dieu le 27
mars au soir. Au bruit de cette brusque apparition,
qui a eu quelque chose d'extraordinaire, car la maladie sauta de Londres à Paris sans atteindre aucun
pays, aucune ville, aucun département intermédiaires,
la commission centrale de salubrité a tenu une séance
extraordinaire, à laquelle étaient présens le ministre
du commerce, les deux préfets, et plusieurs médecins.
On arrêta de suite qu'une salle serait, dans chaque
hôpital, destinée au traitement des cholériques ; que,
dans chaque arrondissement, il y aurait quatre ambulances, où, à toute heure du jour et de nuit, on
trouverait, gratuitement, des médecins, un pharma-
cien, des élèves en médecine, des infirmiers, des gar-
des-malades et des médicamens ; que des fonds seraient
votés pour cette dépense extraordinaire, et qu'enfin,
des bulletins annonceraient chaque jour l'état sanitaire

de la ville. De son côté, l'administration des hôpitaux, celles des prisons et maisons de détention, prirent des mesures analogues, et il fut arrêté qu'un médecin resterait dans chaque hôpital, pour y diriger les soins immédiats dus aux malades.

Telles furent les premières dispositions qui furent prises à la hâte, qui laissèrent beaucoup à désirer, et dont on doit cependant tenir compte à l'autorité supérieure qui rejeta la séquestration et les moyens coërcitifs.

Le 28 au matin, la plupart des malades qui sont arrivés, offraient dans les symptômes un très-haut degré d'intensité ; facies cadavérique, teinte violette ou livide de la face et des mains, altération profonde des traits et de la voix, yeux caves et secs, taches violettes sur les cuisses, les bras, le corps ; refroidissement glacial des membres, du nez, de la face, quelquefois de la langue ; haleine froide, soif vive, inextinguible, sensation de chaleur brûlante à l'épigastre, pouls radial, chez la plupart, imperceptible ; cœur battant mollement, mais avec fréquence ; sentiment d'oppression, respiration rare, rétraction et plus rarement distension ou empâtement des parois abdominales, suppression des urines, crampes, vomissemens et déjections blanchâtres. Certes, l'observateur le plus inattentif eût, au premier aspect, reconnu la maladie; aussi, nul doute sur son caractère, nulle hésitation.

Déjà cependant, et dès les premiers jours, à côté de ces malades si gravement affectés, arrivaient quelques cas douteux ou peu prononcés, qui annonçaient eux-mêmes un développement épidémique.

A cette époque, la température était froide, un vent du nord-est soufflait avec force; pendant trois jours cet état atmosphérique se soutint, et pendant trois jours l'aspect des malades fut le même à leur arrivée.

Le quatrième jour, la température s'éleva, le thermomètre marqua 15 à 18 degrés; presqu'aussitôt l'aspect des malades changea aussi; ils arrivaient moins froids, moins violets, moins plombés; des vomissemens et des déjections très-liquides, mais verdâtres, remplacèrent les déjections et les vomissemens blanchâtres; la mortalité ne fut pas moindre. Quelques-uns de ceux dont le traitement semblait avoir amélioré l'état, furent pris de délire, de soubresauts dans les tendons, de coma; la langue molle, humide, blanchâtre d'abord, devint visqueuse ou sèche, à demi fuligineuse; les lèvres s'encroûtèrent; les yeux, secs d'abord, devinrent chassieux, l'état adynami-

que, en un mot, fut manifeste. Les salles Sainte-Mar-
tine et Sainte-Monique, encombrées depuis plusieurs
jours, perdaient de leur salubité, et si la température
s'était plus long-temps soutenue, si l'encombrement n'avait momentanément cessé par la distribution des malades dans d'autres salles, la tendance
typhoïde eût fait des progrès.

Mais alors, le vent du nord revint, le thermomètre baissa, et pendant quelques jours encore, les
premiers symptômes reparurent. Effrayés de la violence des accidens, du froid glacial de la peau, de
la langue, tous les efforts des médecins se portèrent
à déterminer une réaction ; affusions froides, excitans
énergiques à l'intérieur et à l'extérieur, boissons chaudes en abondance, etc., tout fut prodigué ; le temps
pressait, les malades succombaient en quelques
heures, il fallait à tout prix les relever de cet
état de prostration extrême, les arracher au danger
d'une asphyxie imminente. Ces moyens échouèrent
dans la plupart des cas, les malades périssaient sans
se réchauffer; ou bien, leur peau, devenue tiède par
le frottement, s'humectait d'une sueur froide et visqueuse, présage aussi certain de la mort, mais qui en
imposa d'abord, et s'accompagnant d'une amélioration passagère, fit concevoir des espérances trom-

peuses. La plupart des malheureux qui échappèrent à ce premier danger, succombèrent un peu plus tard à celui que nous allons signaler.

Par cela même, en effet, qu'aucune émission sanguine n'était pratiquée ni même praticable ; par cela même qu'une nécessité impérieuse avait réclamé l'emploi d'excitans d'une énergie extrême, la réaction se fit avec une violence telle que beaucoup de malades succombèrent en un ou deux jours, en quelques heures, à des congestions le plus souvent cérébrales ; d'autres survécurent un peu plus long-temps, grâce aux saignées locales ou générales qu'on put pratiquer ; mais, chez ceux-là même, un état fort grave d'accablement, de prostration, succéda aux émissions sanguines ; l'ébranlement primitif avait épuisé leurs forces, ils s'éteignirent dans une agonie souvent paisible.

Depuis lors, de nouvelles variations atmosphériques ont eu lieu, et l'aspect et la marche de la maladie a suivi ces changemens plus ou moins brusques, plus ou moins prolongés. Cependant, le grippé des traits, les ecchymoses des membres, la lividité de la face, l'excavation des yeux, ne se présentent aujourd'hui que sur un plus petit nombre de malades ; et si beaucoup offrent encore l'absence du pouls radial, depuis sept

à huit jours nous n'avons observé que chez quelques-
uns le froid glacial de la langue et de l'haleine.

Les premiers ravages du choléra ont porté sur la
classe la plus malheureuse et dans les quartiers les plus
malsains et les moins aérés. C'est en partie à cette
cause qu'il faut attribuer l'effrayante mortalité des
premiers temps de l'épidémie, le peu de succès des
médications. Aujourd'hui la frayeur a diminué l'in-
curie ; les victimes ne sont plus des malheureux sans
pain, sans vêtemens, exposés pendant un hiver entier aux rigueurs de la saison : cette première proie
est dévorée ; la plupart des malades reçus dans les
hôpitaux sont des ouvriers aisés saisis au milieu de
leur travail et moins exténués par des privations de
tout genre ; l'éveil est donné sur les symptômes précurseurs, le mal est combattu à son origine, les résultats sont plus satisfaisans. A cette anarchie funeste, suite inévitable des premiers momens de con-
fusion et d'effroi, a succédé un cours plus régulier
et dans les moyens de secours, et dans les prescriptions
thérapeutiques.

Jusqu'au 24 avril, les succès et les revers se sont
balancés dans tous les services ; les revers l'ont partout
emporté.

Quant aux succès partiels que prétendent avoir

obtenus certains chefs de service, nous ferons obser--
ver que, si la mortalité relative a été, par exemple,
moins grande au Val-de-Grâce, c'est que cet hôpital
n'a reçu que peu de malades dans les premiers jours;
que la plupart de ceux qui y sont arrivés étaient ou
moins gravement affectés, ou traités dès le principe,
les chirurgiens de régiment les dirigeant à la moindre indisposition sur les hôpitaux.

Le Gros-Caillou a été plus malheureux ; sans pré-
tendre expliquer la cause de la gravité de la maladie
en ce lieu, nous ferons observer que cet hôpital est si-
tué près des bords de la Seine; que beaucoup de
salles sont peu aérées et par conséquent peu salubres,
et qu'enfin quelque circonstance particulière a dû s'y
présenter, puisque, ainsi que nous l'avons déjà dit,
plus de la moitié des malades sont devenus cholériques dans la maison où ils étaient reçus pour d'autres
affections depuis un temps plus ou moins long.

L'Hôtel-Dieu, la Pitié et la Charité sont les trois
hôpitaux civils qui ont reçu le plus de malades, et
dans lesquels, par conséquent, la mortalité a été la
plus forte.

Cela tient sans doute à leur position centrale ; c'est
là qu'ont été transportées les premières masses de
malades. En effet, les rues les plus affectées étaient

situées vers l'Hôtel-de-Ville ou, sur la rive gauche de
la Seine, aux environs de l'Hôtel-Dieu et de la Pitié,
dans les neuvième, dixième et douzième arrondisse-
mens. Or, toutes ces rues sont habitées par des ouvriers que l'on entasse dans des chambres basses,
sans air, où règne une odeur repoussante; elles sont
remplies de ces hôtels garnis où l'on loge à la nuit,
réceptacles impurs de vices et de misère. Que faire
contre de pareilles causes de mort ? Comment rendre
à la santé des organes depuis long-temps. affaiblis,
altérés, et sans force de réaction contre un poison
dont la violence tue alors même qu'il agit sur des organes sains ? Si l'on joint à cela les émotions diverses
qu'a éprouvées le peuple, ces bruits d'empoisonnement qui ont si malheureusement excité ses passions,
ce découragement total, cet abattement morne et
profond, cette terreur qui a succédé et qui se lisait
sur tous les visages, on comprendra qu'à moins d'un
pouvoir surnaturel, la médecine devait rester impuis-
sante. Quant à l'encombrement dans les hôpitaux et
surtout à l'Hôtel-Dieu, nous pensons qu'il a eu fort
peu d'influence sur la maladie ; il n'aurait agi d'une
manière funeste que si la chaleur y avait fait développer le typhus qui menaçait de s'y introduire.
Sous ce rapport, nous ne saurions trop louer l'em-

pressement qu'a mis l'autorité à ouvrir de nouvelles maisons sur tous les points, à transporter à domicile tous les moyens de secours que réclamait l'état des malades.

Telle est, en peu de mots, l'histoire abrégée, mais fidèle que nous avons empruntée en entier à la *Lancette Française*, du 17 avril 1832, sur le développement et la marche de l'épidémie à Paris.

Jusqu'alors, le choléra-morbus n'avait pénétré dans aucune grande ville sans apporter après lui l'émeute et la sédition. On avait lieu d'espérer qu'il n'en serait pas de même à Paris; mais ici, comme ailleurs, et plus qu'ailleurs peut-être, les sottes préventions, les suppositions absurdes, des intérêts mal compris ont produit les désordres les plus graves, les scènes les plus affligeantes. D'abord le peuple a vu de mauvais œil le nouveau mode de nettoyage des rues, et les chiffonniers ont pensé que ce service, et plus simple et plus prompt, allait nuire à leur industrie. Après l'insurrection populaire qui s'ensuivit, les fables les plus absurdes ont été accueillies par la crédulité, propagées par la malveillance, et le gouvernement, les médecins, les marchands de liqueurs, vin et eau-de-vie furent accusés d'empoisonnement.

Des malheureux, soupçonnés d'un crime aussi

odieux, furent déchirés en lambeaux par une populace toujours aveugle, toujours ignorante, et la même dans tous les pays.

Des hommes de l'art, qui montraient partout un zèle infatigable, qui bravaient le danger, ont été menacés, maltraités par des misérables abrutis par le vin et la soif du carnage, etc.

Il était à remarquer, cependant, que ceux qui tenaient de pareils propos, qui répétaient d'aussi cruelles absurdités, qui commettaient des actions aussi coupables, ne cessaient d'encombrer les cabarets et les magasins d'eau-de-vie.

On rougit vraiment d'être obligé de rapporter des impostures, des soupçons aussi grossiers, aussi infâmes; on rougit encore de voir, au dix-neuvième siècle, si peu de respect pour les lois et pour l'humanité.

Tout le monde cependant faisait son devoir. La bienfaisance publique, par ses nombreuses souscriptions, concourait avec un touchant empressement au soulagement des malheureux. Plus de 600,000 francs furent versés dans les caisses municipales, dans l'espace d'un mois.

En très-peu de temps, le choléra fit des progrès rapides. Il régna surtout dans les quartiers qui avoisinent la Seine, quartiers peu aérés, habités par des pauvres obligés de se livrer à des travaux fatigans.

Quand l'administration des hôpitaux s'occupait de cet événement futur, il avait été décidé que deux maisons seulement (Beaujon et Saint-Antoine) seraient affectées au service des cholériques ; on abandonna cette combinaison, et on eut raison, car ou eût prolongé le trajet à parcourir et il y eut eu du danger pour les malades. Mais au lieu d'envoyer les cholériques dans les hôpitaux, comme on l'a fait, ne valait-il pas mieux, comme cela avait été conseillé, établir un hôpital spécial dans chaque mairie, multiplier les services, appeler de suite auprès des cholériques quelques-uns des praticiens qui n'ont pas craint de sacrifier leurs jours, leur santé et leurs intérêts pour aller étudier au loin l'épidémie qui, depuis si long-temps, décime l'espèce humaine ? En agissant ainsi, on évitait le cumul médical, on mettait à profit l'expérience de ceux qui avaient vu, on évitait les erreurs auxquelles on avait été condamné aux dépens de l'humanité ; enfin, on n'eût pas perdu un temps précieux et pour la symptomatologie et pour les formalités administratives. De cette manière encore, le service des hôpitaux ordinaires n'eût pas été dérangé, leur entrée non suspendue, les leçons de clinique non interrompues, les salles non évacuées, etc., etc. Certes, il est des circonstances où l'on ne saurait trop multiplier ses services ; mais il en est d'autres aussi où il faut penser qu'on n'est pas seul, et que d'autres peuvent être jaloux, comme nous, de donner des preuves de zèle et de dévouement.

Une faute fut commise à l'Hôtel-Dieu ; c'est à regret que nous la relevons, mais nous la devons à la vérité. Devait-on désigner, pour le service des cholériques, les salles les plus élevées de l'établissement ? avait-on oublié, dans l'effroi causé par la brusque apparition de la maladie, que là règne ordinairement la plus grande mortalité ? devait-on, enfin, regarder ces salles comme les plus *salubres ?* Non, certainement ; c'est pourtant ce que l'on a fait ! Heureusement que cette décision a été promptement révoquée.

Toutefois, à côté du blâme mettons les éloges ; disons avec quelle énergie l'autorité fit mettre en pratique les mesures de salubrité et de propreté, disons aussi, que le nombre des malades augmentant, des hôpitaux temporaires furent établis, et qu'on en confia le service à quelques-uns des médecins qui étaient allés en Russie, en Pologne, etc.

Partout on s'attacha à diminuer l'encombrement dans les prisons, dans les maisons de détention, etc. ; on passa un lait de chaux dans l'intérieur des bâtimens :

on prescrivit des balayages extraordinaires pour l'enlè-
vement de toutes les immondices ; les bornes-fontaines
restèrent ouvertes pendant plusieurs heures de la journée, afin de laver les rues et d'entrenir un courant dans
les égoûts. Les propriétaires furent invités (mais quelques-uns furent sourds et indociles) à blanchir l'intérieur de leurs maisons, et à faire d'abondantes lotions
d'eau chlorurée dans les plombs et cuvettes servant
à l'écoulement des eaux ménagères. Malgré toutes
les précautions d'hygiène et de propreté prescrites
par le conseil de salubrité , assurées par l'autorité,
Paris, ville du monde où la science est si avancée, où
les secours sont si prompts et si abondans, où la
bienfaisance publique est si grande, où l'on devait enfin
supposer la population plus capable de se conformer
aux sages avis des médecins, Paris perdit plus de dix-
huit mille de ses habitans dans l'espace d'un mois.
Londres en perdit près de six mille en trois mois.

Jusqu'alors, le choléra a exercé des ravages affreux, et
rien n'a pu arréter sa marche meurtrière. Cette maladie
épouvantable a franchi les lieux élevés, ainsi que ceux
qui sont placés au pied des montagnes et des collines ;
elle a résisté aux temps secs et humides, à la chaleur et
au froid. Le nombre de ses victimes est effrayant ; il
dépasse, dit-on, plus de quarante-cinq millions de su-

jets. Dans l'Inde, seulement, on en compte plus de trois millions cinq cent mille.

Le choléra marche par sauts et par bonds ; il cherche ses victimes, les dévore, s'arrête et reparaît de nouveau avec une nouvelle fureur ; c'est du moins ce que j'ai vu trois fois à Varsovie, dans l'espace de cinq mois. Puissent ces exemples de récidives ne point avoir lieu en France !

Le choléra a paru être endémique dans les grandes villes ; c'est là, en effet, que se trouvent réunies, que se perpétuent toutes les conditions favorables au développement des épidémies ; c'est là enfin qu'il y a le plus de victimes à faire. Cependant, il y a eu en France et en Angleterre, des villes de troisième et quatrième classe, des villages qui ont offert des exceptions à cette règle générale, et dans lesquels la mortalité a été proportionnellement plus forte que dans les capitales.

Les vieillards et les enfans ont été moissonnés par le choléra en bien plus grand nombre que les adultes ; les femmes enceintes et les nourrices ont également été plus maltraitées que celles qui n'étaient pas dans les mêmes conditions.

Le choléra bleu ou algide est une maladie très-aiguë ; sa marche est rapide ; en quelques heures il éteint la vie ; il se prolonge très-rarement au-delà de trois jours, et dans cette durée on ne comprend ni le temps de la convalescence ni celui des maladies consécutives.

La marche des symptômes du choléra a quelquefois offert le type intermittent, et quelquefois aussi le même malade a eu deux et trois rechutes, mais avec des caractères qui allaient toujours en décroissant d'intensité. A Paris, on a quelquefois vu le contraire.

Le choléra-morbus est-il contagieux ? Cette question ne devrait plus être faite aujourd'hui, car, s'il est un certain nombre de faits qui semblent militer en faveur de cette opinion, il en est un bien plus grand qui confirment le contraire. Cette dernière opinion, d'ailleurs, est devenue générale parmi les hommes de l'art, surtout ceux de Paris, et l'on a pu lire, comme nous, dans tous les journaux politiques, les lettres écrites et signées par les médecins de l'Hôtel-Dieu, de Saint-Louis et de la Pitié. Tous les signataires étaient-ils de bonne foi ? Tous croyaient-ils sincèrement à ce qu'ils affirmaient ? Quelques-uns de ceux qui avaient émis une opinion contraire étaient-ils réellement revenus de leur première manière de considérer la maladie ? C'est ce que je ne puis mettre en doute, car un honnête homme ne signe que ce qu'il ne peut plus désavouer. Quoi qu'il en soit, le nombre des contagionistes est bien faible aujourd'hui ; et, malgré les observations qui tendent à prouver la contagion du choléra, cette opinion, soutenue encore par quelques praticiens de grand mérite et de bonne foi, ainsi que par d'autres à grande réputation, mais peut-être moins sincères, est combattue par le plus grand nombre des médecins de Saint-Pétersbourg, de Pesth, de Berlin, de Vienne, de Londres et de Paris.

Si la maladie eût été contagieuse, les salles de l'Hôtel-Dieu, ayant été visitées les premiers jours de l'invasion du choléra par un très-grand nombre de médecins de la ville qui ont une clientelle plus ou moins nombreuse, toute la capitale en eût été infectée en très-peu de temps, et cela dans toutes les classes de la société, ce qui n'a pas été observé. On a vu, au contraire, comme cela avait été prévu, que, dans le commencement, les malades appartenaient seulement à la portion la plus pauvre des habitans, aux classes laborieuses et nécessiteuses.

Comment considérer comme contagieuse une maladie qui n'attaque ordinairement pas plus de cinq à six individus sur cent ; qui ne sévit d'abord, et le plus habituellement, que sur la classe malheureuse, sur les soldats ou sur les peureux ; qui respecte tous ceux dont le moral est tranquille, tous ceux qui ne s'écartent pas des lois de l'hygiène; qui atteint, au contraire, les individus qui, ayant de mauvaises habitudes dans leurs mœurs ou leur manière de vivre, ne veulent ou ne peuvent mettre à profit les sages conseils qu'on leur donne?

Vienne, Paris et beaucoup d'autres pays ont, il est vrai, vu périr du choléra des personnes de la classe aisée, des personnes habituées à une hygiène, à une manière de vivre extrêmement régulière. Mais tous les gens fortunés sont-ils sans défauts? Tous ont-ils un caractère, un moral inébranlables? non certainement. Et d'ailleurs, l'énumération qui a été faite dans les journaux des symptômes précurseurs de l'épidémie, les précautions nombreuses et la plupart impraticables que l'on a vantées comme autant de préservatifs du choléra, ont-elles été sans influence fâcheuse sur des esprits qui ont été d'autant plus effrayés de la maladie et de ses ravages qu'ils ne croyaient ni à son existence, ni à la promptitude effrayante avec laquelle elle frappe et tue ses victimes? Ces sortes de leçons sur le choléra, que les journaux envoyaient chaque matin à leurs abonnés, n'ont-elles pas fait beaucoup plus de mal que de bien, surtout chez les gens riches qui, comme on le sait, croient avoir le germe de toutes les maladies dont ils lisent la description dans un ouvrage de médecine? Je ne le crois pas, car on ne peut nier l'influence de l'imagination sur la production du choléra et des maladies épidémiques en général. Je crois qu'on eût beaucoup mieux agi en donnant ces sages et courts conseils : « Le choléra vient d'éclater à Paris; que ceux qui ont » de bonnes habitudes ne s'en écartent pas ; que ceux » qui en ont de mauvaises se hâtent de les changer; » que, par prudence, enfin, on appelle son médecin » à la première indisposition, et la maladie perdra » promptement de son intensité. »

Est-elle contagieuse la maladie qui, comme le choléra, n'a pu être détruite, arrêtée par les cordons sanitaires les plus rigoureux, qui ne s'est jamais communiquée ni par les vêtemens encore chauds d'un homme qui vient de succomber, ni par les marchandises, ni d'hommes à hommes, ni par l'inoculation du sang (1) et de la matière intestinale; dans laquelle

---

(1) A Varsovie, pour relever le courage des malades, pour rassurer les peureux, pour prouver la non-contagion du choléra, je m'inoculai le sang d'un cholérique, en présence de plusieurs médecins de mon hôpital ; j'appliquai ma bouche sur celle d'un malade, et je respirai son haleine ; enfin, je goûtai les matières vomies. Toutes ces expériences que je fis le premier, qu'il ne m'appartient pas de qualifier, et qui remplirent le but

on peut impunément respirer l'haleine des patiens, goûter la matière vomie, etc. ? Non, et je crois qu'il est difficile de soutenir une opinion contraire.

Se rendra-t-on compte de tous les faits favorables à la non-contagion, en disant qu'il faut une certaine prédisposition pour contracter le choléra ? Alors quelle est cette prédisposition? Quelle est sa différence avec celle qui propage si promptement et en aussi grand nombre, la gale, la syphilis, maladies essentiellement contagieuses, qui diffèrent du choléra, non-seulement par leurs symptômes, mais encore parce qu'elles attaquent plus de cinq à six individus sur cent, parce qu'elles ne respectent qu'un très-petit nombre de ceux qui s'y exposent, et dont, enfin, on est toujours certain de se préserver en évitant le contact des personnes infectées ou en prenant des précautions convenables ?

Ce sont des précautions de ce genre, a dit M. le

que je m'étais proposé, ont été niées par quelques-uns. J'ai entre mes mains les certificats qui m'ont été délivrés par les personnes qui étaient présentes à mes expériences. Ces certificats ont été légalisés par M. le comte Lubinski, directeur-général des hôpitaux de Varsovie, et communiqués, en mon nom, à MM. les membres de l'Académie des sciences, dans une des séances du mois de juillet 1831, par mon excellent ami, M. Tassart, pharmacien-chef des magasins à la Pharmacie centrale des hôpitaux et hospices de Paris.

docteur Alberts , de Berlin , qui ont préservé quelques médecins et les autres personnes qui ont été impunément en contact avec les cholériques. J'ai connu quelques praticiens qui portaient constamment du camphre dans leurs poches, comme préservatif du choléra, mais j'en ai rencontré beaucoup plus qui , comme moi, n'ont jamais pris aucune précaution.

La quantité considérable de maladies et d'indispositions qu'il y eut à Paris dans le mois d'avril ; la mort de plusieurs médecins des hôpitaux et ambulances, celle de plusieurs sœurs hospitalières et de quelques infirmiers et infirmières ; le grand nombre de médecins qui *eurent le soin de faire publier*, de temps en temps, dans les journaux , *le bulletin de leur santé*, et d'annoncer ainsi à la France et à une partie de l'Europe *qu'ils étaient inscrits* sur les registres de la Faculté, prouvent-ils en faveur de la contagion? Je ne le pense pas. Toutes ces observations ne sont que les effets de l'influence de la constitution médicale, et le nombre des victimes du choléra , quoique déjà trop élevé , l'eût été bien davantage , si la maladie eût été contagieuse. Enfin, comme preuve de la contagion, on a dit que là où le choléra avait éclaté , on avait toujours vu plusieurs personnes qui en étaient atteintes à la fois ou les unes après les autres ; je puis assurer le contraire, car j'ai vu plusieurs maisons à Paris où il n'y a jamais eu qu'un seul malade. Les mêmes observations ont été faites en Russie, en Prusse, en Autriche et en Angleterre.

Le choléra n'étant pas contagieux , car je regarde la question comme jugée, comment expliquer les pas de géant qu'il a faits depuis plusieurs années et qu'il fera encore probablement ? Où ira-t-il mettre un terme à son affreuse dévastation ? Comment s'est-il formé ? Quelle est son origine ? Quelles sont ses causes premières ? La malpropreté , la misère , l'ignorance des lois hygiéniques , etc. , jouent un grand rôle comme causes prédisposantes ; mais, seules , elles ne peuvent être la source d'une si cruelle épidémie , car cette malpropreté , cette misère , cette ignorance des lois hygiéniques existent depuis que les hommes vivent en société , et jamais en Europe on n'a vu pareille maladie.

Le choléra prend-t-il sa source dans l'air , dans la terre, ou dans les productions de cette dernière ? Dans l'air ! tout le monde le respire et tout le monde n'a pas le choléra. Cet air est sans cesse poussé , chassé par les vents, et la maladie n'a pas toujours suivi la direction de ces derniers. Des émanations terrestres ont-elles sillonné le globe, et des altérations ont-elles été observées dans ses produits ? Rien jusqu'alors n'a constaté l'existence de ces émanations, et les productions végétales n'ont pas été consommées seulement par ceux qui ont été atteints par l'épidémie. Enfin, dans les eaux des fleuves, dans celles des rivières, dont la maladie a suivi assez régulièrement le cours, et sur les bords desquels elle a principalement fait des ravages, trouvera-t-on ses causes premières, son origine ? Je le répète encore, la solution de ces questions est indécise.

Je me résume et je dis : Le choléra-morbus n'est pas contagieux ; les causes premières qui lui donnent naissance, qui nous sont encore inconnues, sont susceptibles : 1° d'exercer plus particulièrement leur action meurtrière, et cela dans des conditions particulières, inconnues aussi, sur la masse d'individus mal nourris, mal vêtus et mal couchés ; 2° d'agir de la même manière dans tous les lieux exposés aux changemens brusques de température ; 3.° d'être ordinairement transportées par les armées, les caravanes, etc.

Dans ses leçons au Val-de-Grâce, M. Broussais a dit : « Ce sont les Russes *qui ont apporté* le choléra-morbus par la voie de terre, dans leurs communications avec la Perse, avec l'Inde, et cette maladie a *manifestement suivi leurs armées jusqu'en Europe.*

Ils l'ont transportée à Varsovie, et elle s'est ensuite répandue sans que l'on pût bien précisément suivre ses traces. »

Le professeur ne dit pas s'il croit que les malheureux Polonais réfugiés en France y ont apporté le choléra? Dans tous les cas, on pourrait tout aussi bien désigner les Anglais qui sont entrés dans notre pays, par suite de l'inexécution des lois sanitaires.

« Mais, ajoute M. Broussais, je ne vous donne tout cela que comme des considérations propres à inspirer l'idée de recherches, et non point comme quelque chose qui tende à établir d'une manière positive le mode de propagation. »

Quel est le pays qui sera assez heureux pour pouvoir opposer une barrière insurmontable au choléra-morbus? Celui où la misère aura fait place à l'aisance, la tempérance aux excès, le repos nécessaire aux fatigues excessives ; celui où il n'y aura point de grandes accumulations d'hommes mal vêtus, mal nourris, mal logés, etc. ; enfin le pays dans lequel on connaîtra, on suivra les lois de l'hygiène, celui-là, à coup sûr, comptera très-peu ou point de cholériques. Je suis tellement convaincu de la vérité de cette opinion, opinion que j'avais déjà émise dans mon mémoire sur le choléra de Pologne , que je suis presque convaincu que , si le lendemain de l'invasion du choléra à Paris , on eût pu faire cesser la misère des classes laborieuses et nécessiteuses , on eût vu l'épidémie , sinon s'éteindre et disparaître complètement , du moins ne pas aller au-delà de ses symptômes précurseurs. Enfin pour dernière raison en faveur de la manière avec laquelle je considère l'influence de la misère publique dans la production du choléra (j'en dirais autant pour chaque épidémie) , je demanderai pourquoi l'épidémie n'a pas éclaté au sein de l'opulence , au milieu des riches quartiers de la Chaussée-d'Antin , de la Bourse , des Tuileries, etc. ? Pourquoi la mortalité n'a pas été égale (toutes proportions gardées) chez le riche et chez le pauvre? Pourquoi les personnes aisées qui ont été atteintes l'ont été généralement moins vivement et moins gravement que les malheureux? Pourquoi enfin les mêmes observations ont été faites partout où le choléra a sévi?

IV

Diagnostic. — Pronostic.

D'après la connaissance que nous avons des symptômes du choléra-morbus, il ne sera pas difficile d'établir le diagnostic de cette terrible maladie. Le tableau est trop effrayant d'ailleurs pour qu'il ne laisse pas dans tous les esprits l'image frappante du malheureux qui en est atteint. Cependant les symptômes précurseurs, qui ressemblent assez à ceux d'une foule d'autres maladies, pourraient induire en erreur, si on ne prenait, autour du malade et auprès des assistans, toutes les informations nécessaires pour rendre complet l'examen du patient, et si on ne tenait compte de la constitution régnante.

Le choléra commençant, peut être pris pour un empoisonnement, une gastro-entérite, une fièvre

4.

grave, etc. Mais en examinant attentivement la nature des matières vomies, en soumettant ces dernières à l'analyse chimique, à l'histoire naturelle, en interrogeant le malade avec soin, etc., ces erreurs ne pourront avoir une longue durée. Dans les fièvres intermittentes pernicieuses, que l'on reconnaît toujours aux signes qui leur sont communs, et surtout à la forme et au retour des accès, que M. le docteur Searle, médecin anglais attaché à la Compagnie des Indes, a essayé de comparer au choléra-morbus, les malades ont la conscience du froid qu'ils éprouvent ; ils cherchent tous les moyens possibles de se réchauffer, ce qui ne s'observe jamais, ou bien rarement, chez les sujets atteints du choléra épidémique. Ceux-ci, au contraire, se plaignent d'une chaleur brûlante à l'intérieur, refusent souvent les boissons chaudes, ne ressentent nullement le froid extérieur qui caractérise si bien leur maladie, et restent volontiers sans draps et sans couverture sur leur lit.

Une autre maladie, qui a beaucoup plus d'analogie avec le choléra de l'Inde, sur laquelle beaucoup de médecins, dans ces derniers temps surtout, ont écrit et envoyé des observations, c'est le choléra-morbus sporadique, affection grave, très-grave même dans quelques circonstances, mais qui diffère essentiellement de la première en ce qu'elle n'attaque qu'un. bien petit nombre d'individus.

Une récapitulation succincte des symptômes du choléra sporadique, l'indication des différences qu'il présente avec celui de l'Inde, ne seront peut-être pas déplacées ici.

Dans le choléra sporadique qui, dans les pays chauds, se montre dans toutes les saisons ; qui, dans les pays tempérés, comme la France et l'Angleterre, ne se développe que dans les mois les plus chauds de l'année; qui, enfin, attaque plus souvent les jeunes gens et les adultes que les enfans et les vieillards (le choléra de l'Inde attaque tout le monde), le malade éprouve des vomissemens répétés, d'abord d'alimens mal digérés, mêlés d'un liquide aqueux, de mucus et de bile, puis de bile pure (ce que je n'ai jamais vu dans le choléra de l'Inde); il a des déjections de matières fécales, puis bilieuses, qui ont lieu en même temps que les vomissemens, ou qui alternent avec eux ; le trajet de ces matières vers la bouche et vers l'anus est marqué par des douleurs brûlantes. Dans l'intervalle des excrétions, le malade est tourmenté par des nausées et des épreintes ; le ventre est tantôt déprimé, tantôt distendu par des gaz (je n'ai pas observé cette distention dans le choléra épidémique); des symptômes

généraux très-graves accompagnent cette affection ,
tels que l'altération profonde des traits, l'agitation
continuelle, l'anxiété extrême, un sentiment d'effroi,
des crampes, des convulsions dans les mollets et les
avant-bras, la flexion convulsive des doigts, la lividité des ongles, une soif brûlante , une chaleur vive
dans les parties intérieures, et le refroidissement de la
surface du corps. En peu d'heures , il survient une
prostration extrême des forces; le pouls est petit (nul
dans le choléra indien); il y a des palpitations, des
défaillances, des syncopes (ces défaillances, ces syncopes, n'ont pas été observées, ou du moins elles ne
l'ont été que fort rarement), auxquelles se joignent
le hoquet et la suppression d'urine.

De même que le choléra de l'Inde , quand le choléra sporadique est parvenu à son plus haut degré,
le malade n'a plus la force d'aller à la selle ni de vo-
mir; il fait des efforts inutiles pour évacuer par haut
et par bas ; sa voix est éteinte; des convulsions et une
sorte d'étranglement précèdent la mort; des exacer-
bations et des rémissions fréquentes ont lieu , et la
durée varie de trois à sept jours (le plus ordinairement,
le choléra indien ne dure pas plus de vingt-quatre
heures.)

Dans une maladie aussi prompte, aussi funeste dans

ses résultats que le choléra épidémique , où le nombre des sujets qui en sont atteints est si considérable, il est facile de prévoir toute la gravité du pronostic. Aussitôt l'invasion du mal , la classe des malheureux, les rangs des soldats , les masses d'individus soumis à l'influence des causes débilitantes s'éclaircissent ; partout enfin la mort étend ses bras destructeurs. Les premières victimes une fois tombées , la mortalité diminue lentement ou subitement, et l'on se croit hors de danger , quand tout à coup le mal apparaît, fait de nouveaux ravages , et entraîne avec lui une autre partie des malheureux qui ont échappé la première fois. C'est ainsi, du moins, que lecholéra s'est montré à Varsovie ; c'est ainsi qu'il a été observé dans tous les lieux où il a sévi un plus ou moins grand nombre de fois. A Paris , à Londres, ces retours n'ont pas encore eu lieu , et tout nous fait espérer que nous ne les verrons pas.

Quand le choléra est léger, que les symptômes précurseurs sont bien tranchés, que le sujet est dans l'aisance, qu'il peut être traité chez lui, le pronostic est certain et favorable ; il l'est encore quand le début est lent et précédé par des selles liquides , mais peu fréquentes, qui durent depuis quelques jours, et par des vomissemens rares,

On doit encore considérer comme étant de bon augure, dans la période de prostration , un refroidissement modéré , une coloration (stase du sang veineux) peu prononcée des extrémités, la sensibilité du pouls radial , quoique peu fréquent, l'absence de tout mal de tête, l'état normal de l'intelligence, de la voix, de la peau et des traits de la face ; l'éjection des urines ; le peu d'intensité des crampes, des vomissemens, des déjections alvines, de l'anxiété et de l'agitation.

Dans la réaction , la chaleur douce et halitueuse de la peau, l'apparition des urines, celle d'une sueur chaude et abondante, celle de la bile dans les selles, sont des signes qui donnent beaucoup d'espérances. Il en est de même d'un pouls plein , vif, avec chaleur générale , car alors les malades peuvent supporter les évacuations sanguines.

L'humidité des yeux, l'état normal de la langue, les selles molles et un peu liées sont encore de bon augure. J'en dirai autant des désirs modérés des boissons, de l'absence de chaleur brûlante dans le ventre et l'estomac, de l'appétit, du calme de la respiration, du retour de la voix et de l'apparition des règles ; enfin, toutes les fois que le choléra se termine par le typhus, on ne doit pas désespérer des malades , surtout si la nouvelle affection est franche.

Quand le choléra est grave, tout à fait asthénique, bleu ou algide, c'est-à-dire, quant la face est tout à fait hippocratique, la langue froide, violette, le pouls nul, la surface du corps, les extrémités glaciales, d'un bleu noirâtre; quand la peau des doigts est profondément ridée, que les plis faits sur la peau des mains ne disparaissent que très-lentement; que les selles, les vomissemens sont abondans, souvent répétés; qu'une sueur visqueuse, aigrelette apparaît; que les douleurs se font sentir le long de la colonne vertébrale, le pronostic est très-fàcheux, et presque tous les malades succombent, soit avant, soit après la réaction. Il en sera de même tant que l'urine ne coulera pas, que les évacuations ne présenteront aucune trace de bile, et que les malades répandront autour d'eux une odeur nauséeuse plus ou moins prononcée.

Les malades sont encore en danger, quand, aux symptômes ci-dessus, se joignent la sécheresse, l'atrophie et les ecchymoses transverses des globes oculaires. Les vomissemens manquent-ils, mais les selles sont-elles caractéristiques? Le pronostic est défavorable; il en est de même dans les cas contraires, c'est-à-dire que les selles manquant et les vomissemens persistant, une rechute de prostration survient, et la mort ne tarde pas, malgré l'espoir fondé sur une réaction pénible et régulière qui a eu lieu , et sur l'amélioration qui s'en est suivie.

Les selles et les vomissemens se calment-ils, ou prennent-ils une teinte verdàtre? Les crampes sont-elles nulles ou peu prononcées, et le corps est-il toujours froid , l'éjection des urines nulle ? L'issue est funeste.

La mort a souvent été précédée d'une détente et d'un calme complets survenus avant la réaction , d'un sentiment de fraîcheur à la peau, d'une sueur légèrement collante et tiède, enfin , d'un bien-être général accusé par les malades.

Le *choléra sec* , c'est-à-dire, sans selles et sans vomissemens, a toujours entraîné la mort des malades. Ces cas caractérisés, comme je l'ai déjà dit , par une anxiété extrême, des crampes affreuses, une agitation continuelle, etc., ont été plus fréquens à Varsovie qu'à Londres et à Sunderland , et plus fréquens dans ces dernières villes qu'à Paris.

Avant la réaction , le coma , le délire sont mortels ; après, ils le sont moins , surtout si le pouls est plein , la face injectée, et si l'on fait usage , à propos, des révulsifs et des saignées locales.

On doit encore noter comme signes fàcheux , le coucher sur le côté ou sur le ventre , la contraction des bras, des jambes et du ventre , l'opisthotonos , le plombé de la face , enfin, l'oppression épigastrique, une douleur vive et persistante dans le flanc droit ; une céphalalgie intense dans la réaction, et qui persiste après les saignées, enfin les selles sanguinolentes. Il est également mauvais quand , pendant le sommeil ou l'assoupissement des cholériques , la tête est pendante sur le côté de l'oreiller, ou renversée en arrière, le cou proéminent.

Dans le choléra asthénique, les malades succombaient sans râle et à demi-couchés sur le côté, la tête basse et pendante. Dans le choléra inflammatoire, le râle est plus fréquent ; la tête est renversée , les yeux sont fixes et entr'ouverts.

Après six , sept ou huit jours d'un léger espoir , quelques malades ont été pris d'un hoquet fatigant et incoercible, qui les a fait succomber ! A Varsovie, au contraire, ce hoquet était le plus ordinairement d'un bon augure, et il cédait facilement à l'application de sinapismes sur la région diaphragmatique.

Quand l'état typhoïde est très-prononcé ; quand les lèvres sont fuligineuses la langue sèche ou visqueuse, les yeux chassieux , les idées confuses, le ventre distendu , ballonné , les selles infectes , il n'y a pas d'espoir. Il n'y en a pas non plus lorsque le pouls reste dur et inégal, la face très-rouge, les yeux injectés, et qu'il y a du délire, lors même que les autres symptômes se sont améliorés. Enfin, on a observé que, toutes choses égales d'ailleurs, les malades avaient d'autant plus d'espoir d'être sauvés, qu'ils étaient plus jeunes.

Le choléra se termine par la mort, par la guérison, ou par des maladies consécutives que j'ai déjà énumérées, telles que le typhus, les congestions cérébrales, la gastrite, l'entérite, l'œdème des jambes et des pieds, la pleurésie, la pneumonie, etc. Le nombre des morts, établi d'une manière générale, est de cinquante et un à cinquante-trois sur cent, et voilà comment on doit les répartir : trente à peu près succombent à l'épidémie, et vingt et quelques-uns aux maladies consécutives. Telle est, malgré le grand nombre des moyens thérapeutiques qui ont été mis en usage, la proportion qui a été constamment observée, soit en France, soit ailleurs. Quelques praticiens ont prétendu avoir été beaucoup plus heureux ; d'autres n'ont pas même perdu un malade ; mais tout ce qui se dit et tout ce qui s'imprime n'est pas toujours vrai.

La guérison du choléra est ordinairement annoncée

par un sommeil long, inattendu et réparateur, ou par un mieux subit et très-prononcé.

La convalescence des personnes qui ont été atteintes du choléra demande les plus grands soins et les plus grandes précautions, sans quoi des récidives ont lieu. Sa durée varie de huit à trente jours et plus, surtout dans les hôpitaux. Les rechutes, je l'ai déjà dit, sont peu communes, et toutes celles que j'ai vues ont été causées par des imprudences.

Chez beaucoup de malades qui ont guéri, il est resté pendant long-temps une coloration et un aspect particulier qui rappellent la maladie; il en a été de même de la stupeur, de l'hébétitude qu'on observe chez le cholérique, et qui ont persisté quelquefois, alors même que les convalescens se levaient et prenaient des alimens.

Peu de maladies exemptent du choléra; excepté les grandes plaies en suppuration avec lesquelles on ne l'a pas rencontré en Pologne (on dit l'avoir vu à Paris), aucune affection morbide ne s'est opposée à son développement. Ainsi, on a vu des phthisiques, des syphilitiques, des sujets affectés de rhumatisme, de la goutte, de dartres, etc., atteints par l'épidémie.

V

Si la thérapeutique d'une maladie a porté dans l'âme des médecins le désespoir et le découragement, c'est celle du choléra-morbus arrivé à sa troisième période. A ce degré du mal, l'existence de presque tous ceux qui en sont atteints est gravement compromise, il est même très-rare qu'on les sauve. Quand, au contraire, la maladie a fait peu de progrès, quand elle est encore à ses prodrômes, quand enfin elle marche de période en période, que celles-ci sont bien tranchées, et que le médecin est appelé à temps, les chances de guérison sont très-nombreuses.

Tous les moyens, toutes les méthodes thérapeutiques n'ont eu que des succès passagers ou douteux dans le traitement du choléra asthénique. Mais c'est surtout

lorsque, soumis en aveugles aux opinions médicales,
aux habitudes des nations, courant après un spécifique,
un médicament unique, applicable dans tous les cas,
et enfin qu'emportés peut-être par le désir de se faire
une réputation d'habileté et de supériorité dans le
traitement du choléra non inflammatoire, qu'on a eu
à déplorer la perte d'un grand nombre de malades.
L'empirisme le plus encroûté a tout vanté, tout porté
aux nues ; on ne se donnait pas même la peine de voir
si les médicamens dont on gorgeait les malades étaient
dissous dans l'estomac, absorbés et portés dans toute
l'économie ; aussi chaque semaine voyait naître une
nouvelle panacée, une nouvelle méthode infaillibles.
C'est ainsi que la saignée guérissait tous les malades,
et que, sans avoir rempli aucune indication capitale,
on obtenait avec le calomel, l'opium en poudre ou sa
préparation connue sous le nom de laudanum de Sydenham, l'ammoniaque liquide, le nitrate de potasse,
le magistère de bismuth, etc., etc., les succès les plus
heureux et les plus inattendus.

Malheureusement, tous ces succès, à la vérité desquels on ne croyait que par le désir et le besoin qu'on
avait de les trouver réellement exacts, n'étaient
qu'imaginaires ; le nombre des victimes était le même,
et partout il a fallu convenir qu'on devait modifier le

traitement du choléra, comme celui de toute autre maladie, selon chaque cas particulier, selon les circonstances, et selon les habitudes, l'idiosyncrasie des sujets.

Après la médecine antiphlogistique qui, à l'époque où j'arrivai à Varsovie (14 mai 1831), était seule en faveur, que rien ne semblait devoir remplacer avantageusement dans le traitement du choléra, vinrent les méthodes de MM. Searle et Léo, et avec elles une anarchie thérapeutique, car chacun agissait selon son idée, selon sa manière de considérer l'épidémie. Il en a été à peu près de même en Angleterre et à Paris, où chaque praticien avait son traitement, et où chaque méthode a eu les mêmes succès, les mêmes revers qu'en Russie, en Pologne, en Allemagne, en Prusse, etc.

Cependant, si l'on doit déplorer que la marche progressive du choléra en Europe depuis un an, que le zèle courageux dont ont fait preuve depuis lors les hommes de l'art, et notamment les médecins français qui se sont dévoués à cette étude loin de leur patrie, n'aient pu éclaircir davantage la pratique curative de l'épidémie, l'on doit dire aussi que nulle part la mortalité n'a été plus faible qu'en France.

Déjà, je l'ai dit, les méthodes de traitement qui ont été employées contre l'épidémie qui, en ce moment ..core, promène sa faux meurtrière sur notre beau pays et sur quelques parties de l'Angleterre, qui menace la Belgique et la Hollande, ont été extrêmement multipliées ; et l'on n'en sera pas étonné, si l'on pense que des expériences, des observations bien constatées ont soutenu les différens systèmes que le choléra a fait naître.

Avant de faire connaître le traitement que j'ai employé à Paris dans mon ambulance et dans ma pratique particulière, traitement qui diffère peu de celui que j'ai mis en usage à Varsovie, je vais passer rapidement en revue ceux des hôpitaux et de quelques-uns des praticiens de la capitale.

HOTEL-DIEU.

TRAITEMENT INTERNE.

Période de début.

Boissons. Eau gazeuse, Infusé de menthe sucrée. (M. Honoré.)

Infusé de tilleul édulcoré avec le sirop de punch. (M. Petit.)

Infusé de menthe très-léger avec l'acétate d'ammoniaque liquide. (M. Breschet.)

Faire sucer des tranches d'orange. (M. Caillard.)

Toutes les deux heures une grande tasse de dé-cocté de têtes de pavot préparé dans les proportions suivantes : Tête de pavot concassée et privée de la graine, une ; Eau, une livre. (M. Dupuytren.)

Soluté de sirop de gomme, Infusé de thé avec dix à douze gouttes d'ammoniaque liquide. (M. Chomel.)

Donner continuellement quelques tasses du mélange suivant :

P. Camomille.   8 livres.
Acétate d'ammoniaque liquide. } 2 onces.
Teinture d'écorce de citron. }
Sucre.   1 livre.

Mêlez.

Toutes les demi-heures un petit verre de Punch préparé ainsi :

P. Thé, ou Infusé de tilleul.   8 livres.
Suc de quatre citrons.
Alcool.
Sucre.   } ââ 1 livre.

Mêlez.

Le Punch peut être remplacé par du Vin chaud ainsi préparé :

P. Vin chaud.   4 livres.

Teinture de canelle.	2 onces.
Sucre.	12 onces.

Mêlez. — (M. Magendie.)

Eau de riz chaude. (M. Samson aîné.)

De temps en temps une tasse d'Infusé de tilleul chaud, avec une cuillerée à bouche du mélange suivant :

P. Eau de canelle orgée.	4 onces.
Acétate d'ammoniaque.	1 once.
Extrait d'opium.	1 grain.
Sirop de sucre.	2 onces.

Mêlez. — (M. Gendrin.)

Huit pots d'Infusé de camomille chaud. (M. Bally.) (1)

Infusé théiforme de mélisse, de menthe, de fleurs de tilleul ou d'oranger ; repos au lit ; diète d'abord, puis bouillon léger avec le riz, la semoule, etc. Contre le dévoiement, accompagné de légères douleurs, quelques gouttes (5 à 6) de laudanum de Sydenham dans un décocté de riz ou de salep aromatisé avec un peu d'eau de menthe, et édulcoré avec le sirop de pavot blanc. (M. Récamier.)

(1) M. Bally a fait ensuite donner, pour seule boisson, de l'eau à la glace, à volonté.

Choléra décidé. — Troisième période.

Boissons. Décocté de riz, de salep ou de pain. — Combatre le dévoiement qui domine ou qui persiste avec un décocté de racine d'arnica (préparé dans les proportions suivantes : Eau, 8 parties ; Racine, 1 partie) ou de simarouba, dans lequel on ajoute un quart, un demi, et, par suite, un et deux grains d'extrait de noix vomique. Observer les effets des opiacés afin d'en diminuer ou d'en éloigner les doses et éviter le narcotisme. Aider à la réaction en ingérant tous les quarts-d'heure, dans l'estomac, quelques demi-verres d'eau fraîche ou de décocté de riz, ou de salep aromatisé ; cette eau peut être remplacée par un soluté d'hydrochlorate ou de sulfate de soude, préparé avec : Eau, 16 parties; Sel (celui que l'estomac supporte le mieux), 2 ou 3 parties (M. Récamier).

Infusé de menthe poivrée (M. Husson).

Période de réaction.

Boissons. Infusé de tilleul (M. Honoré). — Boissons émollientes (M. Magendie). — Eau de riz avec le sirop de gomme, Eau gazeuse de Seltz (M. Chomel).

Période de début.

Potions. Toutes les heures, une cuillerée à bouche de la Potion suivante :

Pr. Eau de menthe très-légère. 8 onces
     Sous-acétate de plomb.   5o gouttes.
     Sirop de sucre.   1 once.

(M. Dupuytren) (1).

Toutes les demi-heures, une cuillerée de la Potion suivante :

Pr. Eau distillée de Mélisse. ⎫
     —   de tilleul.   ⎬ ââ 1 once.
     —   de menthe.   ⎭
     —   de fl. d'oranger. 1/2 onces.

(1) M. Dupuytren n'a pas continué l'acétate de plomb, etc., a modifié son traitement de la manière suivante : plus de ventouses ni de sangsues à l'épigastre. (*Voyez* page 76).—Dans la période de réaction, seconder les effets des sinapismes et des frictions avec une saignée. — Dans la deuxième période (troisième de quelques autres praticiens) ou période de collapsus, une cuillerée toutes les demi-heures de la Potion suivante :

Pr. Vin généreux (préférer celui de Madère). 4 onces.
     Extrait de ratanhia.   1/2 gros.
     Laudanum de Sydenham.   20 à 3o gouttes.

Enfin, toutes les trois heures, un lavement ainsi préparé :

Pr. Extrait de ratanhia.   1 once.
     Décocté de ratanhia.   8 onces.

Laudanum liq. de Sydenh. 20 gouttes.
Sirop d'éther.   1 once.

Mêlez. — (M. Petit).

De quart-d'heure en quart-d'heure, une cuillerée de la Potion suivante :

Pr.   Eau de menthe.   6 onces.
      Mucilage de gomme adragante.   1 once.
      Laudanum liquide de Sydenham.   1/2 gros.
      Éther.   1 gros.

Mêlez. — (M. Husson).

Toutes les heures, une cuillerée de la Potion suivante.

Pr.   Julep ordinaire.   5 onces.
      Sirop diacode.   1/2 once.
      Sulfate d'alumine.   1 gros.

Mêlez. — (M. Samson aîné).

Toutes les heures (dans la nuit ordinairement), une cuillerée du Mélange suivant :

      Vin de Malaga.   6 onces.
      Sirop diacode.   1 once.

Mêlez.

Toutes les demi-heures, une cuillerée de vin de Malaga.

Contre les vomissemens, la potion anti-émétique de Dehaen, avec addition de laudanum, 15 gouttes, et liqueur d'Hoffmann, demi-gros (M. Honoré).

Prendre, de temps en temps, une cuillerée du Julep suivant :

Pr.	Infusé de café.	6 onces.
	Sirop de gomme.	1 once.

Faire usage également de la Potion suivante :

Pr.	Potion gommeuse.	5 onces.
	Extrait gommeux d'opium.	1 grain.

Mêlez. — (M. Chomel).

Toutes les heures, une cuillerée du Julep suivant :

Pr.	Infusé de menthe.	4 onces.
	Sirop de kina.	2 onces.
	Teinture de canelle.	1/2 gros.
	Acétate d'ammoniaque.	1 gros.
	Éther sulfurique.	30 à 40 gouttes.

Mêlez. — (M. Breschet).

Donner par demi-cuillerées à bouche la Potion suivante :

N.	Eau de Mélisse.	3 onces.
	Acétate d'ammoniaque.	2 onces.
	Laudan. liquide de Sydenham.	3 scrupules.
	Sirop.	3 onces.

Mêlez. — (M. Caillard).

Si la diarrhée persiste, pratiquer la saignée locale et donner, toutes les heures, une cuillerée à bouche de la Potion suivante :

Pr. Infusé de menthe.   5 onces.
    Crême de riz ou de salep liquide.   1 once.
    Laudanum liquide de Sydenham.   24 gouttes.
Mêlez. — (M. Récamier).

Troisième période.

Potions. Acétate d'ammoniaque dans une potion convenable; poudre de charbon contre la diarrhée (M. Gueneau de Mussy).

Arrêter les vomissemens ou les diarrhées opiniâtres avec une cuillerée, toutes les demi-heures, de la Potion suivante :

Pr. Infusé de menthe très-chargé. ⎫
    — de sureau.   ⎬ ââ 2 onces.
    Décocté de riz.   ⎭
    Acétate d'ammoniaque liquide.   6 gros.
    Laudan. liq. de Sydenham (1). ⎫ ââ 2 scrupules.
    Éther camphré.   ⎭
Mêlez.

(1) Le laudanum peut être remplacé par l'extrait aqueux de noix vomique, en commençant par un quart de grain.

Les mélanges suivans ont encore eu beaucoup de succès :

Pr. Infusé de thé ou Eau de menthe. 1/2 once.
    Éther camphré. 5 à 6 gouttes.

Pr. Mucilage de gomme arabique, de riz, de gomme adragante ou de salep. 2 onces.
    Laudanum de Sydenham. 6, 8 ou 10 gout.
    Eau de menthe. 2 gros.

Mêlez. — A prendre toutes les deux heures. (M. Récamier).

TRAITEMENT EXTERNE.

Période de début.

Contre le dévoiement, Lavement avec :

    19 parties de Sulfate de soude.
    1   *id.*   de Chlorure de sodium.
    Eau, quantité suffisante.
(M. Caillard).

Frictions sur les parties douloureuses du corps, avec le Liniment suivant :

    P. Huile de camomille camphrée. 2 onces.
    Ammoniaque liquide. 1 once.
    Laudanum liquide. 1/2 gros.

Mêlez.

Appliquer sur les extrémités des sinapismes ou des cataplasmes arrosés ou non avec le mélange suivant :

P. Ammoniaque liquide. 1 gros.
Huile essentielle de térébenthine. 1 once.
Mêlez.

De plus, étendre sur toute la longueur de l'épine du dos, une bande double de flanelle légèrement imbibée du mélange ci-dessus ; recouvrir cette bande d'une autre bande de toile également double imbibée d'eau chaude ; passer par-dessus le tout, tous les quarts-d'heure, et en appuyant un peu, un fer à repasser très-chaud. (M. Petit.)

Frictions sur les membres avec :

P. Alcool camphré. 12 onces.
Ammoniaque liquide. 2 onces.
Mêlez. — (M. Magendie.)

Frictions avec l'huile de camomille camphrée ; cataplasmes ; sinapismes aux pieds ; boules, briques et sachets chauds autour du malade ; camisolle et chaussettes de chaleur ; vésicatoires sur l'épigastre et sur le rachis (le vésicatoire du rachis, d'une forme longue et étroite, doit s'étendre depuis la nuque jusqu'à la partie moyenne du dos) ; quinze ou vingt sangsues à l'épigastre ou à l'anus si le pouls est sensible et s'il y a encore de la chaleur ; cataplasmes sur le ventre ; lavemens de lin et de pavot. (M. Chomel.)

Contre la diarrhée, les narcotiques, les bains tièdes, les sangsues à l'anus. (M. Gueneau de Mussy.)

Affusions pendant deux minutes avec de l'eau à 14° ; sécher et envelopper le malade, puis le mettre dans un lit chaud ; sinapismes à l'épigastre ; saignées conditionnelles. (M. Samson aîné.)

Frictions sur les membres et à la région du cœur, de deux heures en deux heures, avec de la flanelle imbibée du mélange suivant :

> P. Alcool camphré.   2 onces.
> Teinture de cantharides.   1/2 gros.

Mêlez.

De demi-heure en demi-heure, jusqu'à la cessation du dévoiement, un quart de lavement dans lequel on ajoute la quatrième partie du mélange suivant :

> P. Extrait de ratanhia.   2 onces.
> Laudanum liquide de Sydenham. 5o gouttes.

Mêlez. — (M. Honoré.)

Frictions toutes les demi-heures, avec le mélange suivant :

P. Baume de Fioraventi.
Alcool vulnéraire. } parties égales.

Sachets de sable chaud sur le tronc, les membres et la région du cœur. (M. Gendrin.) .

Placer une chauffrette avec l'alcool dans le lit du malade; frictions sèches; galvano-puncture deux ou trois fois par jour, pendant six à huit minutes. (M. Bally.)

Mettre le malade sur un lit de sangle; appliquer cinq ou six ventouses scarifiées à l'épigastre, et retirer par chacune d'elles deux, trois onces de sang, ou plus ou moins suivant l'âge, la force du malade, l'état du pouls; frictionner les quatre membres à la fois, et la région du cœur, avec des morceaux de flanelle ou avec de la laine; envoyer pendant une demi-heure de la vapeur d'eau autour du malade, les couvertures étant soutenues à l'aide de cerceaux.

Sécher ensuite et frotter toute la surface du corps à l'aide de flanelles, changer la chemise et les draps, enfin chauffer et bassiner exactement le lit dans lequel le malade devra être couché et déposé avec soin. Toutes les trois heures, un demi-lavement avec les décoctés réunis de racine de guimauve et de tête de pavot. (M. Dupuytren.)

Frictions souvent répétées avec un liniment ammoniacal ; sachets chauds à la partie interne des membres ; lavemens laudanisés (M. Breschet).

Choléra décidé. — Troisième période.

1° Saignée des grands vaisseaux veineux ; 2° placer le malade dans un lit convenablement couvert, afin que la transpiration s'établisse et continue facilement ; 3° agir sur la peau du ventre avec des cataplasmes sinapisés très-chauds, ou avec des linimens irritans spiritueux, camphrés ou huileux, et ammoniacaux ; 4° donner des demi-quarts de lavemens laudanisés et préparés avec un décocté concentré de son, d'amidon, de pain ou de farine ; 5° favoriser la réaction 1° à l'aide de lavemens à l'eau salée ou avec le sulfate de soude ; 2° à l'aide de la saignée (quand elle est possible) ; 3° en faisant des aspersions avec de l'eau à douze, treize ou quatorze degrés *pendant une minute seulement ;* 4° en employant des cataplasmes sinapisés et camphrés, des linimens volatils ou des ventouses sur le ventre (M. Récamier).

Frictions excitantes, affusions froides, bains tièdes contre les crampes, saignée générale quand on peut la pratiquer (M. Gueneau de Mussy).

A l'entrée du malade, affusion pendant une minute avec de l'eau à seize degrés ; après l'affusion, essuyer le malade et le mettre dans un lit préalablement chauffé; frictions d'heure en heure, avec la précaution de ne pas découvrir le malade, avec le liniment suivant :

Pr. Liniment volatil camphré.   4 onces.
     Laudanum liquide de Sydenham. 1 once.
Mêlez. — (M. Husson).

Période de réaction.

Saignées; électro-galvanisme (M. Breschet).

Saignées et sangsues, ventouses scarifiées, lavemens, cataplasmes laudanisés, sangsues derrière les oreilles, cataplasmes sinapisés aux pieds; vésicatoire sur l'épigastre, contre les vomissemens et le hoquet; le vésicatoire doit être saupoudré d'un demi-grain d'acétate de morphine (M. Chomel).

Lavemens émolliens, applications froides sur la tête, saignées conditionnelles (M. Magendie).

Sangsues et saignées conditionnelles (M. Honoré).

Etat typhoïde.

Affusions au-dessous de quatorze degrés (Réaumur) (M. Récamier.)

HOPITAL DE LA CHARITÉ.

TRAITEMENT INTERNE.

Période de début.

Boissons. Infusé de camomille avec addition d'acétate d'ammoniaque (M. Fouquier).

De temps en temps, dans la journée, la Boisson ainsi préparée :

Pr. Infusé de menthe.
   — de feuilles d'orang. } ââ 1 livre.
   Eau-de-vie.   2 gros.
   Ammoniaque liquide.   24 gouttes.
   Sirop de valériane.   2 onces.

Mêlez. — (M. Lerminier).

Soluté de gomme avec addition d'une once de sirop diacode et d'une once de sirop de coing. (M. Rayer.)

Choléra grave. — Troisième période.

Boisson. Décocté de ratanhia acidulé avec le suc de citron. (M. Rayer.)

Etat typhoïde.

Boisson. Eau vineuse (M. Rayer).

Dans le courant de la journée, la Potion suivante :

P. Potion mucilagineuse.   5 onces.

    Laudanum liquide de Sydenham. 18 à 20 gouttes.

Mêlez. — (M. Rayer.)

Toutes les heures une cuillerée de la Potion suivante :

P. Acétate d'ammoniaque.   1/2 once.

    Ether sulfurique.   } ââ 2 gros.

    Laudanum liquide.

    Eau de menthe poivrée.   12 onces.

    Sirop d'œillet.   2 onces.

Mêlez. — (M. Lerminier.)

Une cuillerée toutes les heures de la Potion suivante :

P. Eau de tilleul.   } ââ 1 once 1/2.

    — de menthe.

    Décocté de pavot.   2 onces.

    Sirop de sucre.   1 once.

    Ether sulfurique.   1 scrupule.

    Laudanum liquide.   1 gros.

Mêlez. — (M. Rullier.)

Toutes les heures une cuillerée du Mélange suivant ;

P. Acétate d'ammoniaque.   2 gros.

    Eau de canelle.   1 once.

Dans la journée, quatre pilules contenant chacune un demi-grain d'extrait aqueux d'opium. (M. Fouquier.)

Potion. Toutes les demi-heures une cuillerée à bouche du Mélange suivant :

P. Vin de Malaga. 4 onces.
Ether sulfurique. 1 gros
Mêlez. — (M. Rayer.)

TRAITEMENT EXTERNE.

Période de début.

Sinapismes chauds aux mains et aux pieds, renouveler les sinapismes toutes les deux heures ; frictions avec de la flanelle imbibée d'alcool camphré. (M. Fouquier.)

Frictions avec la teinture de quinquina camphrée ; sinapismes sur les extrémités. (M. Rullier.) (1)

Sinapismes à la surface du corps ; frictions avec un

(1) M. Rullier a modifié son traitement de la manière suivante : Décoction blanche de Sydenham, acidulée avec l'eau de Rabel ; Eau de gomme émulsionnée, citronnée et alcoolisée ; Potion gommeuse avec addition d'éther, d'alcool, de mélisse et de menthe ; demi-lavemens émolliens avec l'amidon et le décocté de têtes de pavots ; sinapismes aux extrémités ; frictions avec teinture de quinquina camphrée et ammoniacée.

liniment stimulant; boules d'eau chaude aux pieds , entre les cuisses , etc. (M. Lerminier.) (1)

Sachets de son chauds sur le ventre; sinapismes sur les membres inférieurs pour calmer les crampes (M. Rayer).

Choléra grave.—Troisième période.

Sinapismes aux jambes et aux avants-bras; com-

(1) M. Lerminier a modifié son traitement de la manière suivante :

1°. Pour boisson, Infusé de menthe et de feuilles d'oranger, édulcoré avec deux onces de sirop de valériane, et auquel on ajoute deux gros d'alcool et vingt-quatre gouttes d'ammoniaque ;

2°. Potion composée ainsi qu'il suit :

P. Eau de menthe poivrée.	12 onces.
Sirop d'œillet.	2 onces.
Acétate d'ammoniaque.	1/2 once.
Ether sulfurique.	} ââ 2 gros.
Laudanum de Sydenham.	

Mêlez.

3°. Frictions avec l'alcool camphré , la teinture de lavande ou le *Remède ou liniment des Juifs de Wissnitz* , composé de la manière suivante :

P. Alcool rectifié.	2 livres.
Vinaigre.	1 livre.
Camphre pulvérisé.	1 once.
Piment *id.*	1/2 once.
Farine de moutarde.	1 once.
Ail pilé.	1/2 once.
Cantharides pulvérisées.	2 gros.

Mêlez.

presses imprégnées d'ammoniaque sur la partie anté-
rieure de la poitrine ; sachets de son chauds autour
du corps (M. Rayer).

Période de réaction.

Saignée locale ou générale quand le pouls radial et
la chaleur sont revenus (M. Fouquier) (1).

Compresses froides ou glace sur la tête pendant
plusieurs heures ; sangsues derrière les oreilles, corps
chauds aux pieds, et, dans les cas pressés, compresses
imprégnées d'ammoniaque à la partie interne des
cuisses (M. Rayer).

Etat typhoïde.

Vésicatoire à la nuque, pas d'émissions sanguines
(M. Royer).

HOPITAL SAINT-LOUIS.

TRAITEMENT INTERNE.

Période de début.

Combattre la diarrhée et les vomissemens séreux
par vingt grains d'ipécacuanha (chez les femmes),

(1) M. Fouquier a modifié son traitement de la manière suivante : Eau
de riz acidulée et édulcorée, décoction blanche, potion aromatique avec
une once de sirop diacode, et, suivant l'indication, deux gros d'acétate
d'ammoniaque ; fomentations émollientes et laudanisées sur le ventre,
quatre sinapismes aux extrémités supérieures et inférieures.

6.

ou deux grains d'émétique (chez les hommes) que l'on donnera sur-le-champ dans deux verres d'eau tiède pour les premières, et dans trois verres de bouillon aux herbes pour les seconds. La seconde dose d'ipécacuanha et la troisième d'émétique ne seront données qu'après que les précédentes auront produit leur effet. Recourir à l'eau tiède si le vomissement se faisait trop attendre (M. Alibert) (1).

Potions. Combattre les anxiétés, les nausées, par l'Eau gazeuse de Seltz, sucrée ou non, ou coupée avec un tiers de vin, et par les pilules d'acétate de morphine (un quart de grain par pilule). Relever les forces avec deux ou trois bouillons (M. Lugol).

Potions opiacées et légèrement éthérées, par cuillerées toutes les heures, pour combattre les vomissemens (M. Biett).

Poudres. Contre les crampes, sous-nitrate de bismuth, à doses décroissantes ; ainsi, on en donne d'abord six grains, puis deux grains, une demi-heure après, dans une cuillerée de tisane. Contre la diarrhée : calomel et opium ; contre les déjections alvines, un demi-gros de charbon en poudre, toutes les heures,

(1) M. Alibert rapproche le choléra de la fièvre pernicieuse cholérique, observée par Torti.

pendant douze heures ; on augmente ensuite les intervalles , ou on cesse le médicament aussitôt que l'épigastre devient douloureux (M. Biett) (1).

Choléra grave. — Troisième période.

Boisson. Combattre les vomissemens avec de l'Eau de Seltz. (M. Jobert.)

Tisane pectorale, limonade ou Eau de Seltz édulcorée avec du sirop. (M. Gerdy.)

Infusé de thé fort et sucré, dans lequel on ajoute, par pinte, le suc d'un citron et une cuillerée à bouche d'alcool acétifié. (M. Lugol.)

Toutes les deux heures deux fortes cuillerées à bouche de la Potion suivante :

P. Eau de tilleul.	4 onces.
Sirop d'œillet.	2 onces.
Esprit de mindererus.	1 once.
Laudanum liquide de Sydenham.	} ââ 4 scrupules.
Ether sulfurique.	

Mêlez. — (M. Lugol.)

Arrêter les vomissemens à l'aide de l'Eau de Seltz

(1) Sous l'influence du charbon , les déjections alvines prennent, dit M. Biett, une teinte verdâtre qui prouve que les secrétions bilieuses ont reparu ; les autres symptômes se modifient également, et enfin la secrétion des urines ne tarde pas à venir annoncer la convalescence.

ou de la Potion de Rivière contenant, sur six onces de liquide, six gouttes de laudanum, ou bien six gros de sirop diacode. (M. Gerdy.)

Pilules. Toutes les heures une pilule contenant d'abord quatre grains, puis trois, puis deux, etc., de sulfate de quinine. (M. Alibert.)

En place des potions gazeuses, faire usage de pilules contenant chacune un grain de camphre pour combattre les vomissemens. (M. Gerdy.)

Calmer les crampes très-aiguës des membres et des voies digestives avec des pilules d'un quart de grain d'acétate de morphine : on donne jusqu'à deux ou trois pilules par jour quand les malades souffrent beaucoup. (M. Lugol.)

Période de réaction.

Boisson. Infusé de thé léger et sucré, mais sans addition d'alcool acétifié. (M. Lugol.)

Un verre, puis un demi, puis un quart de verre de décocté de quinquina dans deux verres de limonade tartrique. (M. Alibert.)

Potions. Toutes les heures une cuillerée de Potion laudanisée. (M. Alibert.)

TRAITEMENT EXTERNE.

Période de début.

Saignées locales ou générales proportionnées à la force des sujets. (M. Biett.)

Choléra grave. — Troisième période.

Envelopper le malade dans des couvertures et des draps chauds ; placer des briques chaudes aux pieds ; couvrir les pieds et les mains de cataplasmes sinapisés très-chauds, préparés avec parties égales de farine de graine de lin et de farine de moutarde, d'eau et de vinaigre. Ces topiques sont préférables aux frictions qui sont fatigantes pour les malades et qui occupent sans avantage un trop grand nombre de personnes. Lavemens simples pour rappeler les urines ; lavement avec le catholicum double ou le miel mercurial pour combattre la constipation ; lavemens camphrés en cas de prostration extrême. (M. Lugol.)

Combattre les crampes en enveloppant de sinapismes les avant-bras, les cuisses et les jambes : ces topiques restent pendant une demi-heure, une heure, une heure et demie selon l'effet qu'ils produisent ; tempérer la rubéfaction qui résulte de l'application des sinapismes , en appliquant sur les parties des compresses imbibées d'acétate de plomb étendu dans de l'eau de source ; lavemens de têtes de pavot laudanisés (huit , dix à douze gouttes de laudanum) contre le dévoiement ; ces lavemens sont quelquefois précédés de l'application de quelques sangsues à l'anus. (MM. Jobert et Richerand.)

Envelopper les jambes avec des sinapismes préparés avec du vinaigre, de l'ail et de l'hydrochlorate d'ammoniaque ; pratiquer des frictions avec l'alcoolat de térébenthine composé (Baume de Fioraventi) ou l'alcoolat de romarin (Eau de la reine de Hongrie) camphré ; lavemens avec un décocté de kinkina et un demi-gros de camphre ; saignées ou sangsues si la céphalalgie est violente et le pouls médiocrement déprimé (M. Alibert).

Ventouses scarifiées sur l'épigastre, sur la région iléo-cœcale (M. Biett).

Réchauffer les malades à l'aide d'un liniment ammoniacal, de douches de vapeurs, ou d'une fumigation aromatique ; réveiller la circulation, la respiration, et combattre les crampes à l'aide de deux ou trois longs vésicatoires appliqués l'un au cou, un au dos, l'autre au commencement des lombes, pour agir par révulsion sur la moëlle épinière et l'origine des nerfs, depuis celle des nerfs des poumons ; recouvrir les jambés et les avant-bras de sinapismes pour réchauffer les extrémités, et mieux, combattre les crampes par révulsion ; calmer les vomissemens, le dévoiement et surtout les douleurs épigastriques à l'aide d'un large sinapisme d'un pied carré, sur l'épigastre et sur le ventre ; arrêter le dévoiement à l'aide de demi-lavemens d'amidon laudanisés (8 à 10 gouttes de laudanum), ou des demi-lavemens d'amidon camphrés (6 à 8 grains de camphre) ; rétablir la secrétion urinaire à l'aide de frictions avec la teinture de scille et quatre ou cinq grains de scille en poudre sur les vésicatoires ; remplacer quelquefois ou faire suivre le sinapisme du ventre par l'application d'un vésicatoire à l'épigastre (M. Gerdy).·

Période de réaction.

Émissions sanguines, générales ou locales, proportionnées à la force des sujets (MM. Biett (1), Lugol, Gerdy, Jobert).

---

(1) M. Biett a modifié son traitement de la manière suivante : Dans les cas où la sécrétion de la bile était suspendue, deux onces par jour, à doses fractionnées, d'hydrochlorate de soude dans un verre d'eau ; ipécacuanha pour améliorer la nature des vomissemens et surtout celle de la diarrhée ; bains d'une heure à 28 ou 29 degrés contre les crampes ; sina-

Etat typhoïde.

Larges vésicatoires aux cuisses (M. Lugol).

HOPITAL DE LA PITIÉ.

TRAITEMENT INTERNE.

Période de début.

Boissons. Glace et Eau gazeuse contre les vomisse-mens (M. Serres) (1).

Eau de tilleul (M. Velpeau).

Thé ou Limonade, deux pots; toutes les heures, une cuillerée de Punch (M. Lisfranc).

Limonade fraîche ou Infusé de thé chaud, au choix du malade (M. Bouillaud).

Potions. Toutes les heures, une cuillerée de Potion

pismes sur les extrémités, mais peu étendus, craignant d'occasioner des accidens cérébraux consécutifs dans la réaction; plus de frictions.

Dans la période typhoïde : Sangsues ou ventouses derrière les oreilles, à la base du crâne; révulsifs aux pieds; Potion de Rivière contre les vo-missemens opiniâtres; un grain d'acétate de morphine sur la plaie d'un vésicatoire placé à l'épigastre pour calmer les hoquets; Eau de mauve glacée et édulcorée avec du sirop de gomme pour boisson.

(1) M. Serres distingue un choléra inflammatoire (*psorentérite*) et un choléra non inflammatoire (*psorentérie*).

gommeuse antispasmodique et anti-émétique de Rivière (M. Serres).

Toutes les demi-heures, une cuillerée de la potion
suivante :

Pr.   Eau de laitue.
      Infusé de Mélisse.   } ââ 4 onces.
      Sirop de pavot blanc.   1 once.

Mêlez. — (M. Velpeau).

Toutes les deux heures, une cuillerée à bouche de
la potion suivante :

Pr.   Eau distillée de menthe poivrée.   3 onces.
      Sirop d'écorce d'orange.   1 once.
      Gomme arabique.   2 gros.
      Calomel préparé à la vapeur.   2 grains.

Mêler et agiter chaque fois qu'on en donnera au
malade.

Toutes les deux heures, et en alternant avec la
potion ci-dessus une cuillerée à bouche de vin de Madère (M. Clément).

Modifier les vomissemens et la diarrhée à l'aide de
l'ipécacuanha (M. Andral).

Choléra grave. — Troisième période.

Boissons. Infusé de tilleul ou de camomille chaud,

ou bien décocté de bois sudorifiques (M. Clément).

Infusés aromatiques diffusibles (M. Serres).

Limonade à la glace; s'il y a absence du pouls, refroidissement et cyanose, café sucré. (M. Bouillaud.)

Traitement excitant; opium à faible dose pour modérer la diarrhée et les crampes. (M. Andral.)

Potion. Toutes les heures une cuillerée de potion laudanisée. (M. Serres.)

TRAITEMENT EXTERNE.

Période de début.

Saignée du bras. (MM. Bouillaud et Clément.)

Dans la journée, deux demi-lavemens émolliens avec addition de quinze grains de sulfate de quinine; cataplasmes de moutarde sur les jambes jusqu'à rubéfaction; frictions sur les membres avec la teinture de kinkina. (M. Lisfranc.)

Tenir le malade enveloppé dans une couverture de laine; cataplasmes de moutarde aux genoux, aux pieds et aux cuisses successivement; vésicatoires de huit pouces sur la région épigastrique; trois fois par jour un quart de lavement composé ainsi qu'il suit :

P. Sulfate de quinine.　　　15 grains.
　Laudanum de Rousseau.　20 gouttes.
　Camphre.　　　　　　　5 grains.
　Eau de guimauve.　　　suffisante quantité.
(M. Velpeau.)

Sangsues sur les diverses régions de l'abdomen, ou au siége, ou bien une petite saignée ; lavemens amidonés et laudanisés contre le dévoiement. (M. Serres.)

Choléra décidé. — Troisième période.

Envelopper le malade dans des couvertures de laine chaudes ; cylindre creux rempli d'eau chaude , placé sur les pieds ; frictions sèches sur tout le corps , et principalement sur les membres ; souvent application de sinapismes sur la poitrine ; frictions avec un liniment composé de substances irritantes, telles que cantharides pulvérisées, poivre , moutarde, camphre en poudre, aulx hachés , vinaigre , alcool, etc. Deux et trois fois par jour un lavement préparé avec :

P. Extrait de ratanhia.　　3 gros.
　Cachou.　　　　　　　2 gros.
　Laudanum de Sydenham.　20 gouttes.
　Véhicule.　　　　　　6 onces.
(M. Clément.)

Saignée du bras quand le pouls est encore sensible ; trente ou quarante sangsues sur l'abdomen ; répéter souvent cette émission sanguine locale ; s'il y a absence du pouls, refroidissement et cyanose, appliquer sur le trajet de la colonne vertébrale une bande de flanelle trempée dans un mélange composé de parties égales d'ammoniaque et d'essence de térébenthine ; promener sur cette bande un fer à repasser qui détermine une vive inflammation de la peau. (M. Bouillaud.)

Lavemens laudanisés. (M. Serres.)

Période de réaction.

Saignée du bras. (M. Bouillaud.)

Saignée locale et générale. (M. Andral.)

Sangsues à l'anus, à l'épigastre ou aux apophyses mastoïdes, suivant les indications. (M. Clément.)

État typhoïde.

Sangsues aux apophyses mastoïdes ; applications froides sur la tête ; vésicatoires aux membres inférieurs. (M. Bouillaud.)

HOSPICE DES ENFANS TROUVÉS.

TRAITEMENT INTERNE.

Période de début.

Boissons. Eau de riz tiède édulcorée avec le sirop de gomme ; chez les adultes boissons froides, morceaux de glace à sucer. (M. Baron.)

Potions. Toutes les heures une cuillerée de potion opiacée. (M. Baron.)

Troisième période. — Choléra grave.

Boissons. Infusé de camomille avec addition d'une demi-once d'acétate d'ammoniaque liquide par pinte. (M. Bonneau.)

Eau de salep froide ; morceaux de glace à sucer. (M. Jadelot.)

Infusé aromatique avec addition d'une demi-once d'acétate d'ammoniaque par pinte. (M. Baudelocque.)

Potions. Une cuillerée toutes les heures de la potion suivante :

P. Julep gommeux.	8 onces.
Ether sulfurique alcoolisé.	2 onces.
Acide sulfurique.	2 gros.

Mêlez.—(M. Guersent.)

Période de réaction.

Boissons. Boissons adoucissantes. (M. Guersent.)
Infusés diurétiques, macératés émolliens. (MM. Jadelot, Baudelocque.)

Etat typhoïde.

Boissons. Infusé de kinkina. —Vin de Bordeaux ou d'Alicante, etc. (M. Guersent.)

TRAITEMENT EXTERNE.

Période de début.

Chez les enfans, boules d'eau chaude aux pieds; cataplasmes sinapisés sur les extrémités; sangsues à l'estomac ou à l'anus. Chez les adultes, saignées générales ou locales; lavemens amilacés et laudanisés (cinq à six gouttes de laudanum liquide de Sydenham) (M. Baron).

Troisième période. —Choléra grave.

Frictions faites alternativement avec la glace et avec le liminent suivant :

P. Huile camphrée.   1 once.
Teinture de cantharides.   1 gros.

Lavemens de son avec un gros de vinaigre ; lavemens opiacés, si le pouls est encore sensible, et si la diarrhée, les vomissemens prédominent (M. Jadelot)

Bains chauds ; embrocations avec l'huile de camomille camphrée ; sinapismes et vésicatoires aux extrémités (M. Baudelocque).

Bains à 22°, puis à 30° Réaumur ; sinapismes aux extrémités ; lavemens laudanisés (M. Bouneau).

Frictions alcoolo-camphrées ; vésicatoire sur la région épigastrique ; sinapismes sur les extrémités ; bains chauds ; affusions à 20° (M. Guersent).

Période de réaction.

Saignées générales ou locales ; cataplasmes émolliens et laudanisés sur l'abdomen (MM. Jadelot, Baudelocque).

Sangsues à l'épigastre ou derrière les oreilles ; saignées générales ; cataplasmes émolliens (MM. Bouneau, Guersent).

HOPITAL BEAUJON.

Les bases du traitement avec lequel M. Renauldin assure avoir obtenu de nombreux succès, sont : la saignée générale et locale, la limonade citrique à la glace, les boissons émulsionnées et nitrées, et quelques demi-lavemens opiacés.

Au début, M. Blandin a également eu recours à la méthode antiphlogistique. Entre les mains du même praticien, le refroidissement général a cédé aux frictions, aux applications à l'extérieur de corps chauds, et aux boissons chaudes et sudorifiques; les crampes ont été dissipées avec des cataplasmes laudanisés appliqués sur les muscles contractés; enfin, les diarrhées les plus rebelles ont été combattues avec succès par le ratanhia.

MM. Bouvier et Jadioux, à *l'hôpital Cochin* ont remplacé les excitans donnés à l'intérieur par des révulsifs cutanés. A l'extérieur, M. Bouvier a fait prendre le sulfate d'alumine à la dose d'une once; il a administré l'extrait de ratanhia en lavement à la dose d'une once en deux fois dans la journée, et il a fait comprimer le colon pour retenir le liquide.

M. Jadioux s'est borné aux narcotiques par la bouche seulement, aux ventouses sèches, aux cataplasmes laudanisés sur l'abdomen, aux sinapismes sur les membres inférieurs, et aux frictions avec le mélange suivant :

P. Teinture de cantharides.   1/2 gros.

Liminent volatil.   2 onces.

Mêlez.

HOPITAL SAINT-ANTOINE.

M. Mailly, qui considère deux périodes dans le choléra, *la période d'irritation gastro-intestinale*, et *la période d'asphyxie*, conseille dans la première, pour s'opposer à la diarrhée, aux vomissemens et aux crampes, une saignée générale, si elle est possible, et des sangsues à l'anus ou à l'épigastre, suivant les circonstances ; il donne à boire des infusés antispasmodiques très-légèrement opiacés ; il applique des dérivatifs aux extrémités inférieures, et il fait pratiquer des frictions ammoniacales cantharidées sur les membres inférieurs et supérieurs.

Dans la seconde période , M. Mailly a recours aux excitans diffusibles , ainsi : infusé de menthe poivrée ; potion avec acétate d'ammoniaque ; sinapismes souvent répétés sur les membres ; vésicatoires volans sur les extrémités inférieures, et quelquefois un petit nombre de sangsues vers la base du crâne ou des poumons , s'il y a stupeur ou qu'il se développe quelques points de douleur ou d'oppression vers l'un des côtés du thorax.

HOPITAL NECKER.

M. Bricheteau enveloppe les malades dans une espèce de sac de taffetas gommé, et les soumet à l'action d'un bain de vapeur ou d'un bain d'eau sinapisée (4 livres de farine de moutarde pour une baignoire) ; il leur donne à boire des infusés chauds de menthe et de camomille, pour soutenir la réaction et provoquer la diaphorèse.

Alors saignée par la lancette ou les sangues, suivant le degré de force de la réaction ; ou bien sinapismes avec l'ammoniaque et frictions sur la région précordiale d'abord, ensuite sur les extrémités, avec le liniment des juifs de Wissnitz ; potion tonique avec le vin de Malaga, la teinture de cannelle, et un demi-gros d'éther sur cinq onces de véhicule.

La période algide ne fait-elle que commencer ? ou la maladie est-elle à son début, la langue est-elle saburrale, etc ? Trente-six grains d'ipécacuanha en deux doses, ou seulement un scrupule de cette racine concassée en infusion, s'il n'y a que du dévoiement.

Contre les vomissemens intenses et opiniâtres : 1° limonade froide ou glacée, infusé de tilleul coupé avec de l'eau de Seltz à la glace ; 2° potion avec :

P. Eau de menthe — de laitue	} ââ 2 onces.
Carbonate de potasse	1/2 gros.
Suc de limons	1/2 once.

Ether nitrique
Laudanum   } ââ 15 gouttes.

Sirop de sucre   1 once.

Mêlez.

En même temps ou aussitôt après, glace à l'épigastre; demi-lavement de salep avec addition de 6, 8 ou 10 gouttes de laudanum; toutes les deux heures une pilule avec un huitième ou un dixième, et même un quart de grain d'extrait d'opium; décocté de salep pour boisson contre les évacuations séreuses et blanchâtres; quand l'urine reparaît, potions diurétiques avec des doses un peu fortes d'éther nitrique; contre les crampes, frictions avec l'extrait de belladone et compression circulaire des membres.

M. Bricheteau combat les symptômes de gastrite, d'entérite, de péritonite, par les antiphlogistiques; les prodrômes par les saignées, les boissons mucilagineuses, la diète et le repos; les accidens cérébraux par des sangsues à la base du crâne, et les vésicatoires sur les extrémités inférieures, ou bien par des applications long-temps prolongées (8 à 10 heures), et souvent renouvelées, de glace sur la tête. En même temps limonade froide ou eau de Seltz glacée et coupée avec un infusé de feuilles d'oranger. Enfin, on donne des lavemens camphrés, s'il y a du délire.

MAISON DE SANTÉ.

Dans la période algide et si les membres ne sont pas trop refroidis, M. Duméril emploie l'ipécacuanha à doses répétées de 15 à 18 grains ; il y joint les boissons froides et les moyens propres à favoriser la transpiration.

Contre les crampes, ce praticien emploie les frictions soit sur les membres, soit le long de la colonne vertébrale avec le liniment suivant :

P. Alcool de mélisse	2 onces.
Ether acétique	1 once.
Ammoniaque liquide.	1 gros.
Laudanum id.	1/2 gros.

Mêlez.

Enfin, M. Duméril fait encore appliquer des vésicatoires sur le rachis, et de larges sinapismes sur les membres supérieurs et inférieurs.

Quand le refroidissement est trop considérable et qu'il persiste, qu'on ne peut administrer l'ipécacuanha, le médecin de la *maison royale de santé* emploie 1° un infusé de menthe et de mélisse chaud pour boisson ; 2° la potion suivante :

Pr. .   Eau de cannelle orgée.   }
         — de menthe.   }   ââ 1/2 once.
      ,   Sirop d'éther.   1 once.
        Laudanum de Rousseau.   1 scrupule.

3° Des frictions avec le liniment déjà cité ; 4° des fumigations alcooliques. On pratique ces fumigations de la manière suivante : les couvertures étant soutenues à l'aide de deux cerceaux, on place entre les jambes du malade une assiette au milieu de laquelle se trouve une petite coquille contenant de l'alcool ; on met le feu à ce dernier et on veille à ce que les malades n'éprouvent pas une trop grande chaleur.

VAL-DE-GRACE.

Conséquent avec son système, fidèle à ses principes, M. Broussais abandonna promptement les boissons chaudes et les stimulans pour revenir à son traitement favori, à l'usage des antiphlogistiques, et voici qu'elle a été sa méthode : Quand les malades avaient des évacuations copieuses par haut et par bas, *glace à sucer et à avaler ;* quand la langue rougissait, que la peau se colorait, que la cyanose disparaissait, *boissons froides ;* quand la *gastrite* est développée (car, aux yeux du professeur du Val-de-Grâce, que peut être le choléra, si ce n'est une violente inflammation de l'estomac et des intestins, mais surtout de l'estomac?) que la fièvre est allumée, *boissons en petite quantité;* enfin quand l'asphyxie et la cyanose ont disparu et que le malade reprend ses forces, *expectation, pas de stimulans,* jusqu'à ce que la langue ait de nouveau pâli et qu'elle soit revenue à son état ordinaire.

Rappeler la chaleur des extrémités à l'aide des moyens ordinaires; s'abstenir des frictions qui ne font qu'augmenter les angoisses des malades sans réchauffer leur corps; combattre l'inflammation par une saignée générale ou par l'application de sangsues sur l'abdomen; s'opposer aux congestions cérébrales par des vésicatoires, des sinapismes placés sur les extrémités, et par de la glace sur la tête; permettre un peu d'éther ou de l'eau de Seltz aux malades qui tombent en syncope après la saignée; recourir aux lavemens laudanisés quand les malades sont fort convulsés, qu'ils ont été saignés, que les évacuations ont été abondantes et que le ventre n'offre plus de matité; enfin n'accorder de boissons chaudes que lorsque le malade a de l'appétit, telle a été la méthode de M. Broussais.

GROS-CAILLOU.

M. Casimir Broussais suit la méthode de traitement

qui a été mise en usage dans beaucoup d'autres établissemens publics et en ville, c'est-à-dire que si le pouls est encore sensible, si le sujet est fort, on pratique une saignée ou on applique des sangsues à l'épigastre et on donne de la glace à sucer ; si, au contraire, la circulation est gênée, les extrémités froides, etc., on réchauffe le malade par tous les moyens connus et l'on pratique ensuite les émissions sanguines.

Dans le même hôpital, au début du choléra et dans le cas d'embarras gastriques avec langue saburrale, etc., M. Cornac a employé l'ipécacuanha avec beaucoup de succès. Le même médicament a également modifié avantageusement la nature des vomissemens qui ont lieu dans la première période.

HOPITAUX TEMPORAIRES.

Les traitemens qui ont été suivis dans les hôpitaux temporaires ont peu varié de ceux que nous venons de faire connaître ; ainsi, pour rappeler le sang du centre à la périphérie, M. Rostan a fait plonger le malade dans un bain à trente-deux degrés (Réaumur) ; au sortir du bain, la peau étant fortement rougie, les artères radiales battant avec force, il a fait pratiquer une saignée du bras ; ensuite il a fait appliquer des sangsues sur la région épigastrique ; sous l'influence de cette médication, la circulation s'est ranimée, les douleurs épigastriques, les évacuations, les crampes, ont disparu.

Pour boisson, le même praticien a donné un infusé de menthe, de mélisse ou de camomille ; il a administré, contre les vomissemens, une potion avec :

Pr. Carbonate de magnésie.   2 gros.
     Acide nitrique.   1/2 gros.
     Véhicule.   quantité suffisante.

Quand la diarrhée a été opiniâtre, il a fait donner trois fois dans la journée un quart de lavement préparé avec mucilage de gomme adragante, extrait de ratanhia et laudanum.

Enfin, quand les crampes persistaient, il faisait usage d'une potion avec deux grains d'extrait de jusquiame. L'état typhoïde a été combattu avec le décocté de kinkina, l'eau de Seltz et les vésicatoires aux jambes.

Dans les deuxième et troisième périodes, si les vomissemens sont abondans, M. Londe fait sucer de la glace ou bien il donne à boire quelques cuillerées de limonade citrique; il fait appliquer des bouteilles d'eau bouillante aux pieds et sur les côtés des membres, du sable chaud

au-dessus de ces derniers, et des sangsues à l'épigastre ;
il ne donne des bains qu'autant que les symptômes nerveux prédominent, et il calme les crampes avec des
cataplasmes fortement laudanisés. Enfin les émolliens,
les révulsifs, les saignées locales ou générales, sont mis
en usage dans les périodes de réaction et typhoïde.

Dans le premier degré (M. Alphonse Samson en
distingue quatre), caractérisé par la diarrhée et les
vomissemens bilieux, la céphalalgie, les vertiges, les
crampes légères, ce jeune praticien emploie l'eau de
riz gommée, les lavemens émolliens et opiacés, si ce
sont les symptômes gastro-entérites qui prédominent,
et un infusé léger de thé, des frictions laudanisées si
ce sont les symptômes nerveux. Enfin on pratique
une saignée générale, s'il y a pléthore.

Le traitement du deuxième degré, où il y a de
la diarrhée et des vomissemens de matières privées
de bile, des crampes générales, un refroidissement
commençant, consiste dans l'usage de l'ipécacuanha
à dose vomitive, de la limonade à la glace, des frictions sur les membres avec la glace; d'une saignée
s'il y a pléthore, ou même d'une application de sangsues à l'épigastre, trois heures après l'ingestion de
l'ipécacuanha.

La même médication convient dans le troisième

degré du choléra de M. A. Samson. Dans ce troisième degré, on retrouve les symptômes du second avec refroidissement, diminution du pouls, premières traces de cyanose et absence des urines. Enfin dans le quatrième, où les extrémités sont frappées d'un froid glacial, où la cyanose est très-prononcée, le pouls nul, on a recours aux affusions d'eau froide sur l'épigastre et la tête, à des boissons aromatiques et à l'huile de cajeput.

M. A. Samson traite l'état typhoïde par les émolliens, les sangsues en petit nombre, etc.

Dans la cyanose, M. Huet-Després fait donner un bain de dix minutes à trente degrés Réaumur. Au sortir du bain, le malade est enveloppé dans une couverture de laine chaude et porté dans son lit. Alors, si le pouls s'est relevé, on fait pratiquer une saignée de dix à quinze onces, ou bien l'on applique vingt à trente sangsues à l'épigastre ou à l'anus. Ensuite on a recours aux révulsifs énergiques, aux vésicatoires rachidiens, aux cataplasmes sinapisés aux pieds, aux émolliens sur l'abdomen, aux boissons délayantes froides et en petite quantité, enfin aux sangsues aux apophyses mastoïdes chez les enfans.

M. Blanc réchauffe ses malades en les enveloppant dans une couverture de laine d'abord, puis dans un

sac de toile cirée qu'il fait monter jusque sous les aissel-
les seulement. La réaction et la chaleur étant obte-
nues ; il fait pratiquer une saignée déplétive. La même
saignée est pratiquée si les malades sont apportés encore
chauds et avec un pouls développé. Les vomissemens
sont facilités par douze ou quinze grains d'ipécacuanha ; s'ils sont trop fréquens, on a recours à la
potion de Rivière. Les selles sont combattues par le
sulfate de soude, à la dose de deux onces, ou par des
lavemens contenant chacun une once d'extrait de
ratanhia. Enfin le même praticien a recours au vésicatoire saupoudré d'acétate de morphine, si les crampes
persistent ; aux cataplasmes sinapisés, aux vésicans,
s'il y a de la tendance aux symptômes cérébraux ;
aux saignées locales s'il y a indication, et à la limonade sulfurique, à l'eau de Seltz vineuse et à la glace,
en petite quantité, pour toute boisson.

Dans le choléra algide, M. Cornac a recours aux
ventouses scarifiées sur les côtés de la poitrine ou vers
la base ; aux sinapismes aux cuisses et aux jambes
alternativement, à une potion éthérée et laudanisée,
à des lavemens laudanisés, à des frictions sèches, etc.
Enfin, dans la réaction, la glace dans la bouche, les
sangsues à l'épigastre, etc., sont mises en usage.

VI.

Résumé thérapeutique. — Traitemens anglais. — Traitement que j'ai
suivi.

MAINTENANT que nous connaissons le plus grand
nombre des méthodes de traitement qui ont été mises
en usage à Paris ; que nous pouvons affirmer que toutes
ont eu les succès les plus heureux dans les première et
seconde périodes ; que toutes au contraire ont échoué
contre le choléra bleu, algide ou très-grave (on ne
cite pas dans cette période de la maladie trois succès sur
cent), et que nous sommes certains que beaucoup de
médecins n'ont pas apporté dans leurs rapports la
même franchise et la même conscience que notre sa-
vant et estimable confrère, M. Husson, analysons
chacun des moyens thérapeutiques en particulier, et
voyons ceux qui doivent être préférés ; nous indique-

rons ensuite les traitemens qui ont été suivis en Angleterre, et celui que nous avons employé nous-mêmes
dans notre ambulance et dans notre pratique particulière. Enfin nous dirons quelque chose sur la longue
convalescence des personnes qui ont été atteintes du
choléra, et sur le régime préservatif et curatif qu'elles
doivent suivre.

En général, les boissons (tisanes ou potions aromatiques, thé, tilleul, mélisse, menthe, etc.) sudorifiques et émollientes; les excitans, comme le punch,
le café, les vins de Malaga et de Madère pris en plus
ou moins grande quantité, n'ont eu quelques succès
que dans la cyanose et le refroidissement ; hors ces
cas, les liquides froids, les limonades végétales ou
minérales, la glace leur ont été préférés, et on en a
même retiré plus d'avantage : ces dernières boissons
ont semblé, dans beaucoup de cas encore, favoriser la
réaction.

Les vomitifs, tels que l'ipécacuanha et l'émétique,
mais surtout l'ipécacuanha, ont souvent fait avorter
la maladie lorsqu'ils étaient employés dans les prodrômes qui révèlent l'existence d'un trouble, d'un
embarras dans les voies digestives. On doit les rejeter,
au contraire, toutes les fois que la face est rouge,

que les yeux sont injectés, et qu'il y a des éblouissemens, des symptômes cérébraux.

L'ipécacuanha, le sulfate et l'hydrochlorate de
soude ont été employés avec succès ; le premier, lorsqu'il existe des vomissemens et des déjections blanchâtres, accompagnés de crampes et d'un refroidissement commençant des extrémités ; les seconds,
pour provoquer une réaction, arrêter quelquefois les
vomissemens et modifier avantageusement les selles.
Enfin l'ipécacuanha a encore eu pour effet de modifier
les évacuations alvines, de rétablir la sécrétion urinaire,
et de déterminer une réaction douce et modérée.

Excepté tout à fait dans le début de la maladie,
et après la réaction, l'opium et ses diverses préparations
ne doivent être employés dans le traitement du
choléra, ni à l'intérieur ni à l'extérieur ; on a observé
que ces sortes de médicamens déterminaient encore
les congestions cérébrales, déjà trop fréquentes.

Le petit nombre de succès obtenus avec les huiles
de crotum tiglium et de cajeput, avec le charbon
(magnésie noire) pour modifier les évacuations,
avec le calomel et la valériane pour suspendre
la diarrhée, avec le sous-nitrate de bismuth pour
combattre les crampes, les vomissemens et les autres
symptômes nerveux, nous force à attendre de nou-

velles observations pour nous prononcer sur la valeur de ces agens thérapeutiques, et les ranger parmi les substances capables d'être d'une grande utilité dans le traitement du choléra. J'en dirai autant du kinkina, de ses diverses préparations et du sulfate de kinine. Toutefois, sans nier les faits qui ont été constatés à Paris, et qui sont en faveur de l'emploi du sous-nitrate de bismuth, je rappelerai qu'à Varsovie, sur vingt-trois cholériques traités par cette substance, vingt succombèrent. Enfin, M. le docteur Veyrat, qui, dans le même pays, administrait le charbon, n'a pas, je crois, été beaucoup plus heureux que ses confrères.

Quelques praticiens ont administré avec succès l'extrait de ratanhia contre la diarrhée ; je n'en dirai pas autant de l'acétate de plomb qui, d'abord proposé par un des plus célèbres chirurgiens de notre époque, fut promptement abandonné.

Les succès obtenus à l'aide des inspirations du gaz ammoniac, du chlore et du protoxide d'azote, ont besoin d'être constatés de nouveau. Quant à l'oxigène qui a été proposé comme moyen *nouveau*, que j'avais déjà employé à Varsovie, et qui l'avait été ailleurs avant moi, dont les succès ont été proclamés dans les feuilles publiques , je crois qu'il y a encore quelques recherches, quelques expériences à faire avant de se prononcer pour ou contre son utilité dans le traitement du choléra-morbus.

De tous les bains qui ont été préconisés , soit dans la période algide , soit pour calmer les crampes , je crois qu'il n'y a que les bains rubéfians , les bains de moutarde qui puissent être mis en usage ; encore faut-il que le médecin ne quitte pas son malade, afin de surveiller le moment de la réaction et de se comporter en conséquence.

Les affusions froides n'ont pas toujours eu des résultats avantageux. Il en a été à peu près de même des frictions de toutes espèces qui ont été pratiquées sur la surface du corps et sur les extrémités. Celles-ci (les frictions), qui avaient le grand inconvénient de faire perdre beaucoup de temps , d'occuper beaucoup de personnes auprès d'un seul malade, etc., ont été très-avantageusement remplacées par des sinapismes sur tous les membres.

Ce que j'ai dit du peu de succès des bains ordinaires , je le répéterai pour tous les corps chauds, solides, liquides ou gazeux , qui ont été appliqués à l'intérieur et autour des malades en l'absence du médecin. Qui peut en effet, excepté ce dernier , juger de l'effet

(la réaction) de cette médication ? Qui peut la suspendre ou la continuer à propos ? Certainement on doit se hâter de réchauffer un malade atteint du choléra au troisième degré ; mais si on le met dans son lit, si à côté de lui on place plusieurs bouteilles d'eau chaude ; si enfin, comme je l'ai vu souvent, on le couvre avec deux ou trois couvertures et un ou deux matelas, on doit redouter, non plus la maladie primitive, mais tous les funestes résultats d'une congestion cérébrale. Combien de malheureux, dans le commencement de l'épidémie, ont pu être victimes d'une indication aussi mal remplie !

De tous les révulsifs, le plus énergique et le plus certain, selon quelques praticiens, c'est le *repassage de la colonne vertébrale* employé par M. Petit, et modifié par M. Bouillaud. N'ayant que des faits négatifs, et encore ces faits n'étant qu'en très-petit nombre, je m'abstiens d'en rejeter ou d'en proposer l'usage. J'en ferai autant pour l'urtication, l'insolation, etc. La cautérisation avec l'acide hydrophthorique a eu quelques succès entre les mains de mon confrère et ami, M. le docteur Martin Saint-Ange.

Le galvanisme seul et l'électro-puncture, soit de la bouche à l'anus, soit de l'épigastre aux côtés du cou, soit avec une aiguille enfoncée dans le cœur, préconisés par M. Fabré-Palaprat, ont été essayés sans succès par MM. Biett, Bailly, Breschet et Andrieux.

Les vésicatoires simples ou camphrés conviennent dans la période typhoïde; saupoudrés d'acétate ou d'hydrochlorate de morphine, d'une forme qui varie selon les lieux (colonne vertébrale, épigastre, jambes, jarrets, etc.) où on les applique, ils ont encore été d'une grande efficacité dans la période algide et pour combattre les accidens nerveux.

Quant aux émissions sanguines générales qui ont été d'une si grande efficacité dans la période de réaction, et dans le choléra inflammatoire (celui qui a régné depuis le 10 ou 11 avril jusqu'à la fin du même mois, et qui a été encore très-souvent observé jusqu'à présent, 17 mai), qui sont si nuisibles et si impraticables dans le choléra asthénique, bleu ou algide, elles réussissent surtout chez les sujets jeunes, vigoureux et sanguins. Dans le début de la maladie elles conviennent encore, car ou elles font avorter les prodrômes, ou elles diminuent l'intensité de la cyanose, celle du refroidissement et la stase du sang veineux.

Les saignées locales (sangsues, ventouses scarifiées), appliquées à l'anus ou sur le trajet du colon, sont également très-utiles dans la première période, lorsqu'il n'y a encore qu'une simple diarrhée accompagnée de légères douleurs abdominales ; mais , y a-t-il des symptômes cérébraux ? alors on les applique derrière les oreilles, aux tempes , etc.

Telle est l'analyse succincte et critique de la thérapeutique du choléra-morbus à Paris. J'aurais pu étendre davantage cet examen , passer encore en revue une foule d'autres substances et de méthodes également usitées ; mais le temps me presse et j'arrive aux traitemens qui ont été suivis en Angleterre.

TRAITEMENT DE M. ANNESLEY ,

Dite Méthode anglaise.

Aussitôt l'arrivée des malades à l'hôpital, une saignée, vingt grains de calomel et deux grains d'opium; toutes les deux minutes, une cuillerée de la mixture suivante :

Pr.	Mixture camphrée.	1 once 1/2.
	Ammoniaque liquide.	55 gouttes.
	Sirop d'éther sulfurique.	2 gros.
Mêlez.		

Frictions sur tout le corps avec de la flanelle chaude ; embrocations avec l'huile de térébenthine ; bouteilles chaudes aux pieds et aux mains.

L'effet de ces moyens est-il avantageux? On revient (toutes les deux ou trois heures) à l'administration du calomel et de l'opium; puis on donne un purgatif de calomel et d'aloës, et le malade entre en convalescence.

Mais, si la saignée ne produit pas un bon effet, si une chaleur brûlante se fait sentir à l'ombilic, si la peau est froide, couverte d'une sueur également froide, si le pouls est insensible, etc., vingt ou trente sangsues sur le ventre, frictions, nouvelle dose d'opium et de calomel.

Méthode anglaise modifiée en Russie et en Allemagne.

Saigner le malade si le pouls est encore sensible; le réchauffer par les moyens ordinaires s'il est froid, et le saigner ensuite; après la saignée, frictions avec des spiritueux sur tout le ventre et les extrémités; sinapismes aux mollets et à l'épigastre pour arrêter les vomissemens ; sangsues à l'épigastre.

Si les vomissemens persistent, décocté de salep pour boisson ; dans la réaction, ajouter quelques gouttes de teinture d'opium (5 à 15) et un scrupule ou un

demi-gros d'acide sulfurique dans six onces de la boisson ; lavement d'amidon avec addition de 5 à 15 gouttes
de teinture d'opium , si la diarrhée persiste ; calmer
la soif des malades avec l'eau fraîche ou avec quelques
petits morceaux de glace; mais cette médication ne
doit être employée que lorsque les évacuations ont
changé de nature.

De tout ce qu'on vient de rapporter sur la diversité
des méthodes curatives du choléra , il résulte qu'il y a
évidemment deux indications à remplir dans le traitement de cette funeste maladie ; la première , qui est
constante , uniforme, applicable dans tous les cas de
choléra grave , bleu ou algide , consiste à mettre
promptement en usage tous les moyens capables d'exciter , de réchauffer le malade , de régulariser l'innervation , de ranimer la vie qui va s'éteindre , en un mot
de produire une réaction sans laquelle , quoi qu'on
fasse , on a la douleur de voir périr tous les malades.
La seconde indication , qui varie à l'infini , est relative
aux symptômes.

Dans mon ambulance et dans ma pratique particulière , voici quel a été le traitement que j'ai constamment suivi , que je suis encore aujourd'hui, et que je
modifie tous les jours , car il y a beaucoup à faire sur
la thérapeutique du choléra.

Première période. Les malades éprouvent-ils un malaise général? ont-ils le visage affaissé, terreux? ressentent-ils une douleur vague entre les omoplates, à l'épigastre? ont-ils perdu l'appétit? *repos au lit, quelques légers potages maigres pour toute nourriture, infusé de tilleul pour boisson.*

Accusent-ils des borborygmes dans les intestins? ont-ils eu quelques selles indolores? *demi-lavemens de tête de pavot et d'amidon, cataplasmes de farine de lin sur le ventre, repos, diète, eau de gomme pour boisson.*

Il y a-t-il des soubresauts dans les articulations? des picotemens dans les membres? des étourdissemens, des bourdonnemens dans la tête ou des tintemens d'o-reilles? *saignée générale de 8, 13 ou 16 onces, selon la force du sujet; frictions sur les membres avec de l'eau de Cologne coupée par moitié avec de l'eau ordi-naire; bains de pieds sinapisés, repos, manger peu.*

Les étourdissemens, les maux de tête, les tintemens d'oreilles, sont-ils accompagnés de légères douleurs dans l'estomac et dans le ventre? *sangsues à l'anus* (1). La peau est-elle froide? *frictions sèches.* Les urines deviennent-elles rares? *tisane nitrée.*

---

(1) L'application de sangsues à l'anus a constamment eu des succès plus avantageux que la même émission sanguine pratiquée à l'épigastre.

Deuxième période. Faciliter les vomissemens ou en modifier la nature à l'aide de 15 à 20 *grains d'ipécacuanha;* combattre les crampes avec des *sinapismes sur les avant-bras, les cuisses et les jambes;* chercher à rétablir le cours des urines en appliquant sur le bas-ventre des *cataplasmes préparés avec un décocté de feuilles de pariétaire et de la pulpe de scille,* ou en faisant sur les mêmes parties et à la partie interne des cuisses des *frictions avec un mélange à parties égales de teinture de scille et de digitale;* modérer l'abondance des selles en donnant pour boisson de l'eau de riz édulcorée avec le sirop de gomme, et acidulée avec le suc de citron, et des *demi-lavemens préparés avec : écorce de chêne et amidon, de chaque deux gros,* s'il n'y a pas de douleurs abdominales; *ou avec tête de pavot et amidon, deux gros; laudanum, quinze gouttes,* s'il y a des douleurs intestinales.

Il y a-t-il de la constipation, *demi-once d'huile de ricin en lavement,* ou demi-lavement d'eau de son avec le gros miel ou la mélasse.

Modifier la nature des évacuations alvines ou les arrêter avec des demi-lavemens préparés ainsi :

P. Sulfate de soude,   3 gros.

Hydrochlorate de soude. 2 gros.
Eau. suffis. quantité.

La céphalalgie est-elle intense ? *saignée du bras*, *ou sangsues à l'anus*, selon l'indication ; étancher la soif à l'aide de boissons très-légèrement aromatiques.

Troisième période. Avant la cyanose; *sangsues sur l'épigastre ou sur l'abdomen*, selon les points douloureux ; *bain sinapisé* (quatre à cinq livres de farines de moutarde, pour un bain ordinaire); un *sina_pisme sur tous les membres*, pour rappeler la chaleur générale; *tranches d'orange, morceaux de glace* à sucer pour toute boisson ; *vésicatoires* (avec la pommade de Gondret) *le long de la colonne vertébrale*, *sur l'épigastre*, *sur l'abdomen*, *saupoudrés d'acétate ou d'hydrochlorate de morphine* (un huitième ou un quart de grain pour chaque vésicatoire) pour calmer les crampes; *bouteilles d'eau chaude aux pieds;* après la cyanose, pour faciliter la réaction, toutes les deux minutes une cuillerée à bouche de l'émulsion suivante :

P. Emulsion simple. 4 onces.
Phosphore. 1/8 de grain.
Mêlez.

Ou bien, toutes les dix minutes, une cuillerée à café du mélange suivant :

P. Camphre.   1 gros.
  Huile d'amandes douces.   1 once.
Mêlez.

Continuèr la glace à l'intérieur.

Opposer aux hoquets, aux crampes d'estomac, quelques cuillerées à café de sirop d'éther, ou quelques cuillerées d'une potion ainsi préparée :

P. Eau de laitue.   ⎫
  Eau de tilleul.   ⎬ ââ 1 once 1/2.
  Sirop d'éther.   ⎭ 1/2 once.
  Acétate de morphine.   1 grain.
Mêlez (1).

(1) Dans cette funeste période du choléra, où il est permis d'essayer tous les moyens perturbateurs, ne pourrait-on pas donner quelques lavemens avec de l'ail? Cette idée, due à l'esprit ingénieux de M. Lecœur, jeune médecin de mon ambulance, et qui doit un jour faire le plus grand honneur à l'école de Paris, n'a pas encore été jugée par l'expérience. Ne pourrait-on pas également tenter les lavemens à l'eau glacée, l'immersion dans l'oxygène pur (avec la précaution d'ouvrir une des veines du bras, de peur d'une trop vive réaction), les bains de neige, etc.? Je crois qu'on retirerait quelques avantages de ces moyens de réaction, surtout des bains de neige, et en voici la raison : lorsqu'il y a trois ou quatre ans, je faisais avec MM. Trousseau et Blanc, des recherches chimiques et physiologiques sur

Quatrième période. Surveiller le moment de la réaction, afin de cesser à temps toute médication stimulante, et pratiquer alors des *émissions sanguines générales ou locales* en rapport avec la force, l'âge, le tempérament du sujet ; *boissons émollientes; dérivatifs sur les extrémités ; glace sur la tête.*

Cinquième période. Combattre l'état typhoïde avec les *vésicatoires camphrés sur les cuisses ou sur les mollets* avec les *boissons légèrement toniques*, avec les *demi-lavemens de kinkina camphrés*, etc.

Maintenant, ai-je été plus heureux que mes confrères ? Non. Ai-je guéri des *cadavres*, comme quelques-uns disent l'avoir fait? J'avoue que je n'ai pas eu ce bonheur miraculeux. Enfin, n'ai-je perdu aucun malade gravement affecté ? Sur cent cinquante personnes atteintes du choléra au troisième degré que j'ai vues à Paris, ou à Nogent-sur-Seine où j'ai été appelé pendant quelques jours par mes compatriotes, auxquelles j'ai donnné mes soins, soit seul, soit comme médecin consultant, je n'en connais que six aujour-

le sang, j'ai constamment vu ce liquide, sortant de la veine, reçu dans une éprouvette et placé dans un bain de neige, rester fluide pendant un certain temps. En serait-il de même chez les cholériques, que l'on envelopperait de glace en poudre (à défaut de neige) avant que la circulation n'ait cessé complétement ?

d'hui qui soient en convalescence ; toutes les autres ont succombé. Un tel aveu est triste, douloureux ; mais il est l'expression de la vérité, et je n'ai pas pour habitude d'affirmer ce qui n'est pas.

Que certains praticiens aient été constamment heureux, qu'ils n'aient eu à faire qu'à de grands personnages, qu'ils n'aient perdu aucun malade (grave ou non) ; que d'autres, abusant de leur position médicale, proclamant partout leurs nombreux succès, et conséquemment leur supériorité sur leurs confrères, aient cherché à faire de l'épidémie un monopole; qu'il y ait dans le monde des gens assez *bons* pour se laisser prendre à toutes ces jongleries ; que ceux dont la conscience n'est pas assez *élastique* pour exploiter la crédulité et l'ignorance populaire, passent pour des *niais*, peu m'importe ; je méprise tous ces moyens de *savoir-faire*, et je les tiens comme indignes du vrai médecin.

Enfin, si quelques médecins ont profité de l'invasion du choléra-morbus à Paris pour étendre la sphère de leur charlatanisme habituel ; si quelques pharmaciens ont profité de l'empressement des acheteurs et des dupes pour vendre les médicamens et surtout les préparations chlorurées, le camphre, les vinaigres, les sels, etc. , à un prix excessif; j'ai la con-

cette vérité abondent autour de nous. Que de cholériques avancés dans la voie de la guérison , ont été
rejetés dans la tombe par leur imprudence ! Pendant
un certain temps surtout , un tiers presque des décès
journaliers n'a pas reconnu d'autres causes.

Des imprudences, voilà la source de tant de fatales
rechutes. Tout le monde en tombe d'accord. Ce qu'on
ne dit pas , ou ce qu'on dit mal , c'est le régime
qui doit les faire éviter. Voyons donc les caractères
qui marquent la convalescence , et signalons les
moyens de la conduire.

A l'instant de la convalescence , tout danger pres-
sant est passé. Les symptômes effrayans de la double
période algide et typhoïde, leurs conséquences redou-
tables sont dissipés ; l'œil a repris son état normal ;
les vomissemens , les crampes , les déjections ont
pareillement cédé. Les phénomènes qui survivent
n'inspirent aucun effroi , quoiqu'ils obligent à redou-
bler de vigilance , de crainte de rechute. Ils sont le
témoignage que le convalescent a été réellement cholérique. Tant que ces traits particuliers n'accompagnent pas une convalescence , vainement on se tar-
guerait d'avoir guéri un cholérique : il est certain
qu'on n'a eu à faire tout au plus qu'à une forme de
choléra. Le véritable choléra imprime son cachet sur

la face des convalescens , aussi profondément que sur celle des malades. Si l'on se montrait moins envieux d'exalter sa méthode curative , on verrait , en suivant la salle des convalescens , combien il en est peu chez lesquels on reconnaisse les attributs des cholériques. Voyons les caractères de cette convalescence.

Le cholérique convalescent offre long-temps encore l'excavation profonde des orbites et la lividité de la paupière inférieure ; sa voix continue à avoir le timbre cholérique, elle reste faible et sépulcrale. La physionomie porte l'empreinte de ses anciennes souffrances , la face est long-temps pâle , retirée, creusée de larges sillons. Ces sujets sont très-susceptibles ; ils frissonnent aux plus faibles impressions de l'air ; leurs nuits sont inquiètes, leur sommeil est troublé par des rêvasseries. Dans le jour , ils ont une pente insensible au sommeil ; ils sont brisés , heureux de garder le lit , de ne prendre aucune fatigue. De temps en temps, de légères coliques parcourent les intestins et cèdent à une explosion de vents par la bouche ou par l'anus. En touchant un peu rudement le ventre de ces convalescens, on les voit grimacer en signe du malaise qu'ils en ressentent. L'appétit est encore entièrement assoupi. Le premier temps de la convalescence se prolonge plusieurs jours et s'accompagne des plus graves orages, car c'est celui où la plus légère secousse rappelle tous les dangers.

Le retour de l'appétit est le signal de l'affermissement de l'organisme et des progrès de la santé : c'est le second temps de la convalescence. Après l'appétit renaissent les forces qui s'accroissent avec promptitude sous l'influence de l'exercice plus complet des fonctions digestives et de la nutrition ; les joues reprennent leur coloris, les saillies anguleuses de la face s'affaiblissent, les excavations se remplissent, les yeux, la voix reprennent ensemble l'expression de la santé ; tout enfin rentre dans l'ordre.

Il s'écoule ordinairement plusieurs septenaires et quatorze ou quinze jours au moins dans la succession de ces deux périodes. Pendant cet intervalle, et surtout dans le premier temps, le convalescent a besoin des soins les plus assidus ; il doit être surveillé de très-près et assujéti à une règle de conduite sévère, sous peine de voir encore tous les accidens se renouveler.

Ces soins, ces précautions, découlent du caractère et de la profondeur de l'atteinte portée par la maladie ; sous ce rapport, les symptômes attestent que l'organisme a été attaqué dans ses bases par la prostration où l'innervation est jetée, et que le tube digestif et les autres grands foyers de la vie, le cerveau et le cœur, sont le théâtre de la principale lésion. En conséquence, c'est sur l'état des forces radicales de l'organisme, sur le mode d'exercice des principaux organes qu'il est nécessaire d'avoir les yeux.

Dans la première période de la convalescence, ce n'est pas assez de soustraire le cholérique à l'action de l'alternative de la température, de lui faire éviter le froid des nuits et de l'inviter au repos du corps et de l'esprit. Ces préceptes banaux, plus faciles à donner qu'à suivre, sont indispensables auprès des sujets dont nous parlons; mais ils sont insuffisans, puisqu'ils tendent à les retenir dans la langueur et l'abattement où le choléra vient de les jeter. Il est urgent encore de travailler directement à les relever de cet état. Dans cette vue, rien ne supplée au besoin des toniques ménagés et gradués de manière à ne pas blesser la délicatesse des organes digestifs. Dans le choix qu'on peut faire, le plus actif et dont l'irritabilité du tube digestif s'accommode le mieux, c'est le kinkina; on connaît ses diverses préparations pharmaceutiques : la plus recommandable est le vin de cette substance.

On l'administre par cuillerées, en commençant par une le matin, et l'élevant successivement jusqu'à trois par jour. En même temps, on engage le malade à se tenir sur son séant autant qu'il le peut, et on le fait lever deux ou trois heures dans le milieu du jour dès que ses forces le lui permettent. Des frictions sur les membres à l'aide d'une flanelle imprégnée de teinture de kinkina, secondent l'effet des autres moyens. Enfin, la nourriture, d'abord très-peu abondante, doit être prise parmi les substances les plus digestibles et les moins nuisantes. A ces deux titres, le bouillon mérite la préférence. On en fait prendre une ou deux tasses par jour, seul d'abord, ensuite avec une petite quantité de salep ou de pain. Par le concours de ces sortes de moyens, les forces reprennent rapidement, et la convalescence atteint la seconde période.

Au moment où l'appétit se prononce, on continue à pratiquer les prescriptions précédentes, et à exercer la même surveillance. Mais c'est plus particulièrement le régime qu'il importe de surveiller. L'appétit des convalescens cholériques s'élève rapidement du plus bas degré jusqu'à la voracité. L'excès de nourriture, auquel ils sont trop souvent entraînés, est une nouvelle source de rechute qu'on ne peut éviter, si l'on ne retient dans de justes bornes leur appétence exagérée. Toutefois, il est nécessaire de se relâcher à cet égard de la rigueur primitive. L'appétit qui se déclare indique la faculté qu'acquiert désormais l'estomac de digérer une nourriture plus substantielle. Les gelées de volaille, l'usage de quelques cuillerées de vin, étendu avec de l'eau de Seltz artificielle, après chaque prise sont, dès ce moment, parfaitement placés. Les viandes blanches viennent plus tard, et toujours après quelques tentatives timides pour essayer l'action digestive. Dans tous les cas, les repas seront toujours plus nombreux qu'abondans, et jamais on ne se permettra de suppléer à leur nombre par la quantité de nourriture. Telles sont les règles générales et applicables à tous les convalescens cholériques. Les médecins les changeront et les modifieront selon les divers cas particuliers.

Tout ce que je viens de dire sur la convalescence des cholériques, sur le régime que doivent suivre ces derniers, est extrait de la *Gazette médicale*, journal dont le mérite est journellement apprécié par un grand nombre de souscripteurs. Déjà je dois à la *Lancette française*, gazette des hôpitaux civils et militaires, également estimée et appréciée par tous les praticiens, l'historique de l'épidémie de Paris. Voilà donc deux emprunts : et pourquoi pas ? Les riches ne sont-ils pas faits pour prêter ? Où est le mal, d'ailleurs, de répéter ce qui a été bien dit et ce qui est bon à dire ?

VIII.

D'après les symptômes caractéristiques du choléra, symptômes constans et qui font présumer l'existence de quelques lésions dans les appareils nerveux et digestif, on devait s'attendre à trouver à l'autopsie des altérations anatomo-pathologiques en rapport avec le trouble observé dans les fonctions organiques pendant la vie. Malheureusement il n'en a pas été ainsi, et jusqu'alors les observations nécroscopiques ne nous ont rien appris de parfaitement exact sur la nature et sur le siége du choléra épidémique.

En effet, excepté quelques-unes que j'indiquerai dans un instant, les altérations sont souvent peu appréciables, quelquefois presque nulles quand le choléra a été très-grave, et que les malades ont été emportés en quatre ou six heures de temps. Elles sont, au contraire, plus sensibles, mais très-variables, quand la maladie a duré plus long-temps.

Parmi les altérations les plus constantes, invariables mêmes, celles à l'aide desquelles on pourra toujours reconnaître le cadavre d'un cholérique, on doit signaler la*lividité ou la couleur bleue-noirâtre de l'extérieur du corps, la vacuité de la vessie, la tension des fibres musculaires, la matière grisâtre ou lie de vin, jaunâtre, de consistance de bouillie ou de purée claire, que l'on trouve dans l'estomac et les intestins, la teinte *hortensia* de ces derniers ; la couleur noire, l'aspect visqueux, la consistance épaisse du sang artériel et du sang veineux, les contractions très-prononcées du sphincter de l'anus, les rides du scrotum, l'application des testicules contre l'orifice de l'anneau inguinal. Les altérations qui, pour la fréquence, occupent le second rang, sont les congestions sanguines plus ou moins fortes dans le cerveau, les intestins, les membranes muqueuses, etc.

Voici, au reste, le résultat sommaire d'un très-grand nombre d'ouvertures faites en ville et dans plusieurs hôpitaux de Paris, et je dois dire, avant d'aller plus loin, que les premières autopsies qui furent faites à l'Hôtel-Dieu et envoyées à M. le préfet de la Seine confirmèrent entièrement ce qui avait été dit et observé en Russie et en Pologne sur l'anatomie pathologique du choléra-morbus épidémique. Plus tard, la maladie s'étant singulièrement modifiée, les nécropsies firent voir ce qui n'avait pas été observé ailleurs; mais elles ne vinrent pas cependant appuyer de leur autorité l'opinion des médecins, d'ailleurs d'un grand mérite, qui regardent le choléra comme une phlegmasie très-violente.

Habitude extérieure.

Raideur cadavérique très-prononcée, vergétures des membres, aspect violacé de la face et surtout des orifices des membranes muqueuses, couleur bleuâtre et bien prononcée des ongles et des mains; la couleur générale du corps est cependant un peu moins violacée que pendant la vie; le tissu des organes est parfaitement sain; les paupières sont bleuâtres, largement ouvertes; la cornée transparente est sèche et trouble; on observe des ecchymoses bleuâtres en zones transversales dans toute la partie du globe que les paupières ne recouvrent pas; le scrotum est ridé, les testicules sont appliqués contre l'orifice de l'anneau inguinal;

enfin des veines nombreuses sont ordinairement dessinées à la surface des membres.

Appareil digestif.

Bouche. Rien de remarquable.

OEsophage. Sa surface interne est quelquefois recouverte par une petite quantité de liquide blanc
crémeux ; sa membrane muqueuse se détache souvent
par plaques et offre , surtout vers l'extrémité cardiaque , un assez grand nombre de follicules blancs et
saillans.

Estomac. Plus ou moins volumineux, distendu ,
contenant, quand la mort a été prompte, tantôt des
matières alimentaires plus ou moins digérées , tantôt
encore intacts , les agens thérapeutiques employés.

La face postérieure de la muqueuse gastrique présente quelquefois une teinte d'un rouge plus ou moins
vif et offre en même temps un grand nombre de petits points blancs , saillans, agglomérés, très-marqués
surtout aux environs du cardia. Cette membrane
muqueuse a en outre été trouvée ramollie; on a rencontré quelques ecchymoses près de la petite cour-
bure.

La membrane muqueuse gastrique est souvent
blanche dans toute son étendue, recouverte d'une

matière pulpeuse, grisâtre ou jaunâtre, muqueuse, ou bien par un liquide couleur lie de vin ; ses replis sont plus ou moins saillans et injectés, quelquefois rouges ou simplement rosés, surtout dans le grand cul-de-sac ; l'orifice pylorique est souvent contracté, rétréci.

Intestins. La surface externe du canal intestinal est plus ou moins injectée ; la membrane muqueuse est (dans sa totalité ou dans les quatre cinquièmes, ou seulement dans trois ou quatre pieds de sa longueur) d'une couleur *hortensia*, comme l'a dit M. Broussais. L'intestin grêle contient ordinairement dans sa partie supérieure un liquide visqueux, tantôt roussâtre et même lie de vin, tantôt blanchâtre et floconneux. On a souvent vu l'injection avec ecchymose de la membrane muqueuse duodénale, et la coloration jaune des valvules.

Le *duodénum* est le plus ordinairement privé de bile.

L'*iléon* offre tantôt des rétrécissemens, tantôt des dilatations, un amincissement dans ses parois ; enfin on a compté plusieurs invaginations dans les intestins grêles.

Dans l'étendue de deux pieds au-dessus du duodénum, la membrane muqueuse intestinale est ordinairement blanche et transparente; les veines placées au-dessous sont plus ou moins dessinées; plus bas, l'injection veineuse augmente, et la transparence reste la même; plus bas encore cette même membrane est rosée, enfin, dans les parties qui avoisinent le cœcum elle est souvent d'un rouge plus vif.

La surface interne de l'intestin grêle a quelquefois présenté, 1° un grand nombre de follicules isolés de Brunner, blanchâtres, et d'autant plus développés qu'on approchait davantage de la partie supérieure du duodénum; 2° des plaques de Peyer qui faisaient des saillies plus ou moins prononcées au-dessus du niveau de la membrane muqueuse. Quelques-unes de ces plaques, tantôt rouges, les supérieures; tantôt blanches, les inférieures; ont quelquefois jusqu'à deux pouces de long sur quatre lignes de large.

Les gros intestins contiennent souvent un liquide crémeux, d'un blanc mat ou couleur lie de vin, ayant l'odeur et la consistance du pus phlegmoneux. Il y a ordinairement une éruption confluente de follicules blancs dans toute l'étendue du colon.

La membrane muqueuse du gros intestin est blanche, de bonne consistance partout, et offre souvent dans quelques points une arborisation sous-muqueuse.

Le péritoine est ordinairement visqueux, adhérent aux doigts, rarement sec.

Les veines mésentériques sont gorgées de sang.

On a souvent rencontré des vers lombrics dans le *cæcum*.

Le *sphincter* de l'anus est fortement contracté.

Appareil circulatoire.

Cœur. Ses cavités droites sont distendues par du sang noir, cailleboté, semblable à de la gelée de groseille mal cuite ; dans la cavité gauche, le sang est ordinairement en grumeaux et comme gélatineux ; la surface interne de ses cavités est pâle, et d'une consistance normale.

Aorte remplie d'un sang noir et grumeux. Les plèvres, le péricarde sont desséchés.

La veine cave supérieure, les veines sous-clavières, la veine azigos, les intercostales et diaphagmatiques, ainsi que tous les troncs veineux du ventre, sont gorgés d'un sang noir, tantôt fluide, tantôt, c'est le plus ordinaire, d'un sang coagulé.

Les veines des bras ne contiennent qu'une quantité médiocre de sang.

Rien d'anormal dans les tuniques et la texture des principaux vaisseaux, tant artériels que veineux.

Rate saine, quelquefois un peu molle, et de volume ordinaire.

Appareil respiratoire.

Face interne de l'épiglotte, surface interne du larynx et de la partie supérieure de la trachée-artère, plus ou moins injectées; écume rosée dans les ventricules du larynx.

Poumons crépitans à leur partie supérieure; médiocrement gorgés de sang veineux à leur partie postérieure. M. le docteur Rochoux, qui a inséré dans la *Lancette* du 3 mai 1832, un article plein d'esprit et de talent sur l'anatomie pathologique du choléra-morbus, a trouvé que ces organes, que l'on peut considérer comme exsangues, comparativement à ce qu'ils sont dans une foule de cas, présentaient très-souvent un affaiblissement de leur tissu, une perte d'élasticité par suite de laquelle ils s'affaissaient et disparaissaient en quelque sorte dans les doigts, donnant au toucher la sensation que l'on éprouverait à manier une peau de chamois bien douce, ou un morceau de pâte de guimauve.

Appareil sécrétoire.

Foie. Ordinairement très-congestionné, d'un aspect semblable à celui des foies gras; il graisse la lame du scalpel. Sa consistance est ordinairement plus ferme que d'habitude, et sa friabilité varie du plus au moins.

Vésicule. Plus volumineuse qu'à l'ordinaire, et cela parce que la bile ne coule pas du tout, ou du moins extrêmement peu.

Bile. Brunâtre ou noirâtre en masse, d'un jaune safran, étendue d'eau, ordinairement très-visqueuse.

Canaux cholédoque et hépatique. A l'état normal.

Reins. Plus ou moins gorgés de sang noir, fermes et contractés ; les *bassinets* renferment assez souvent une petite quantité de mucus blanchâtre analogue au mucus intestinal. Les *capsules surrénales* sont saines.

Vessie. Toujours fortement contractée, dure, ridée, retirée derrière le pubis, ayant la forme et la consistance d'une poire de caoutchouc et ne contenant point ou à peine une cuillère à café d'urine; celle-ci est souvent remplacée par un peu de mucus intestinal.

Axe cérébro-spinal.

Méninges et sinus de la dure-mère gorgés d'un sang noir et liquide.

Cerveau. D'une consistance ordinaire ; sa substance blanche est piquetée ; la pression en fait suinter quelques gouttelettes de sang noir ; deux ou trois cuillerées de sérosité entre les membranes, dans les ventricules du cerveau et à la base du cervelet ; autant dans les enveloppes du rachis.

Cervelet et protubérance annulaire. A l'état normal.

Plexus pneumo-gastrique. Sain à son origine, dans ses plexus œsophagien, pulmonaire et cardiaque, et dans ses plus petites ramifications.

Nerfs laryngés supérieurs et inférieurs. Sains.

Légère injection veineuse des membranes rachidiennes.

Moelle et nerfs qui en partent. Sains.

Système nerveux-ganglionnaire.

Ganglions semi-lunaires. Sains.

Plexus solaire. Anormal.

Grand symphatique. Egalement sain dans ses portions cervicale, thoracique et abdominale.

Une chose extrêmement remarquable dans le choléra-morbus, c'est la promptitude avec laquelle le corps des malades *se cadavérise* : ce phénomène, aussi singulier qu'effrayant, a souvent lieu dans l'espace de une à deux heures et quelquefois moins. A Varsovie, il m'est arrivé quelquefois d'en être témoin, et de suivre de l'œil la teinte bleue-noirâtre qui se répand sur les membres d'abord, puis sur tout le reste de la surface cutanée. Malgré cette rapide décoloration générale, cette apparence de désorganisation, je n'ai pas observé que les cadavres des cholériques se putré-fiassent plus promptement que ceux des autres malades. J'en ai vu qui, après le troisième jour, avaient encore la rigidité qu'on observe dans les premiers momens de la mort, et qui n'offraient aucune trace de putréfaction.

Un autre phénomène, non moins extraordinaire que celui que je viens de signaler, s'observe encore sur les cadavres des cholériques. Chez la plupart, aussitôt la mort, et quelques heures (six à huit) encore après, des mouvemens, des soubresauts plus ou moins prononcés, mais de très-courte durée, se manifestent très-distinctement dans les avant-bras, les poignets, les doigts et les orteils. Ces sortes de tremblemens nerveux sont augmentés si on vient à toucher les organes qui en sont le siége avec la pointe d'une épingle ou d'une aiguille. Déjà deux lettres, adressées des frontières de l'Autriche au comité central de Varsovie, nous avaient appris ces particularités, et avaient donné lieu à de tristes réflexions. En effet, plusieurs malheureux avaient pu être enterrés dans un état de léthargie, de mort apparente : quelques médecins ont été de cette opinion. On agita alors la question de savoir si, dans le choléra, la mort était ou non précédée d'une léthargie plus ou moins longue, et l'on fit, dans l'intérêt de l'humanité, les expériences suivantes 1° Des cadavres furent conservés pendant un certain temps (jusqu'à ce que la putréfaction fût manifeste); 2° des cautères, des tiges métalliques, rougis à blanc, furent appliqués, promenés sur l'épigastre, les bras, les cuisses, les mollets, la plante des pieds, la paume des mains, etc., et on eut constamment la douleur de voir que la mort était réelle.

Nécropsies sur les animaux.

Chez plusieurs vaches d'un laitier des Batignolles-Monceaux, qui avaient toujours joui d'une bonne santé, qui fournissaient tous les jours cinq ou six pintes de lait chacune, qui avaient été tout à coup abattues, qui avaient perdu l'appétit, et chez lesquelles la sécrétion du lait s'était suspendue, les cornes et les oreilles étaient devenues froides, les poils hérissés, le bas-ventre et les pis très-douloureux; chez lesquelles enfin des vomissemens, des déjections alvines avaient eu lieu; on remarqua : 1° les poumons d'un volume énorme et gorgés de sang; 2° le tube digestif teint en rose dans presque toute son étendue et contenant une substance blanchâtre analogue à de la bouillie.

Chez les poules et les dindons qui, pendant leur

maladie, ont offert les caractères suivans : perte subite de l'appétit, tremblement et érection des plumes, crête d'une couleur plus foncée qu'à l'ordinaire et d'un froid très-sensible, ventre douloureux à la pression, chute sur le flanc avec des mouvemens convulsifs, surtout à la région cervicale, vomissemens, déjections alvines; on a trouvé : 1° la crête plus violette que dans l'état ordinaire; 2° les membres roides et contractés; 3° un prolapsus du rectum et une injection de la membrane muqueuse de cette partie de l'intestin ; 4° les membranes du cerveau et la substance cérébrale injectées; 5° les intestins plus ou moins rosés et pleins d'une matière blanchâtre et quelquefois verdâtre ; 6° la muqueuse intestinale fortement injectée; 7° les poumons ordinairement sains ; 8° l'oreillette droite du cœur et la veine cave pleines d'un sang noir et cailleboté; 9° quelques ecchymoses sur la surface du cœur qui, du reste, a été dans l'état normal.

IX.

Conseils. — Prophylaxie.

Sı nous ne connaissons pas bien encore le mode de propagation et d'extension du choléra , nous avons quelques notions sur les causes prédisposantes de cette maladie. Nous savons aussi que les grandes et fréquentes variations atmosphériques; la chaleur ou le froid réunis à l'humidité ; les pluies abondantes et de longue durée; la malpropreté, les agglomérations d'hommes, le séjour des malades dans des demeures étroites, dans lesquelles l'air se renouvelle difficilement ; les eaux croupissantes, le fumier infect et en fermentation devant les habitations ; la mauvaise nourriture , les excès de boissons spiritueuses ; le défaut d'habillement propre à chaque saison , les travaux excessifs, la fatigue, les veilles, les concentrations d'esprit trop fortes et trop prolongées, les affections tristes de l'âme ; la crainte, la frayeur, suites d'une préoccupation trop vive d'un malheur public; nous savons, dis-je, que la réunion de toutes ces circonstances qui sont autant de causes débilitantes, favorise singulièrement l'explosion, la marche, la durée de ce fléau. C'est donc contre cette réunion de causes morbides qu'il faut appliquer d'abord les mesures prophylactiques. Ainsi, que le choléra soit contagieux dans certaines conditions et qu'il ne le soit pas dans d'autres; que l'on soit contagioniste ou que l'on soit d'une opinion contraire, les autorités administratives doivent *toujours* et *partout* faire exécuter les lois de l'hygiène. Les citoyens doivent respect et obéissance à l'ordre public. Elles doivent encore (les autorités), dans la crainte de se trouver désarmées devant une nouvelle invasion de la même maladie, ou d'une maladie analogue, profiter des leçons du passé et mettre à exécution les conseils donnés par les commissions de salubrité nommées pour assurer l'avenir. Enfin un gouvernement aurait grand tort de croire sa mission accomplie si, parce qu'il est survenu une grande diminution dans le nombre des malades et des décès causés par une épidémie, il discontinuait de veiller à la propreté de

la voie publique et à l'assainissement de l'intérieur
des maisons. Le pavage, le balayage des rues, l'écoulement des ruisseaux, etc., etc., doivent être sur-
veillés avec persévérance. De leur côté, les citoyens
doivent seconder avec empressement les magistrats et
les médecins dans la tâche qui leur est imposée. Ils
doivent surtout se mettre en garde contre les bruits
les plus mensongers, les fables les plus absurdes qui
sont répandues par la malveillance aussitôt l'apparition d'une épidémie au milieu d'une grande population, afin d'alarmer et d'exciter les hommes les moins
instruits et les plus malheureux.

Comme il s'agit de l'intérêt de tous, l'autorité
s'assurera du nombre des locataires dans les maisons
habitées par la classe laborieuse et nécessiteuse.
Combien de malheureux entassés par chambrées de
quinze ou vingt, dans un espace rétréci, non aéré,
et recevant des exhalaisons qui s'échappent des plombs
et des lieux d'aisance mal tenus! Heureux encore
quand il y a dans ces habitations des plombs et des
latrines, quand les ordures ne s'accumulent pas dans
les cours, et quand les eaux de savon, les eaux ménagères n'y établissent pas des mares infectes!

Quand une épidémie régnera quelque part, des

conseils de salubrité seront institués et en permanence; des maisons de dépôt pour les malades seront établies d'abord dans toutes les villes et dans tous les bourgs limitrophes de l'infection, et ensuite dans toutes les autres localités rurales, afin de ne pas être pris au dépourvu comme on l'a été à Paris.

Ainsi qu'en France, on s'abstiendra des séquestrations dont on connaît tout le danger. On n'aura pas non plus recours aux quarantaines et aux lazarets, que l'on doit considérer maintenant comme complètement inutiles. Ces précautions n'ont servi jusqu'alors qu'à entraver les relations commerciales entre les peuples. Je pense qu'en secondant le mouvement de l'industrie dans les grandes villes, qu'en assainissant les quartiers populeux, qu'en répandant des eaux courantes, en élargissant les rues pour faciliter la circulation de l'air, qu'en venant au secours du peuple en créant des travaux d'un intérêt général, les gouvernemens prendraient par là les précautions les plus sages et les seules efficaces contre toutes les épidémies qui, de temps à autre, viennent fondre sur l'espèce humaine.

Chaque ville devra avoir son hôpital; chaque village son bâtiment; chaque bourg, sa maison pour les cholériques. Ces établissemens seront placés dans des endroits où toutes les lois de l'hygiène pourront être observées, et chacun d'eux aura une maison *dite* de convalescence, où l'on transportera tous les individus qui auront échappé à la maladie; on rendra ainsi les rechutes moins fréquentes, et on donnera aux malades tout le temps de se rétablir complètement.

Chaque salle destinée pour recevoir les cholériques devra être suffisamment grande, très-aérée, et garnie d'un poêle pour tenir chaudement les boissons, les briques, le linge, les chemises, les draps, les couvertures, etc. ; elle ne devra pas contenir plus de six à huit malades, et ceux-ci auront chacun un lit composé d'une paillasse, d'un bon matelas, d'une paire de draps et de deux bonnes couvertures. Un infirmier n'aura pas plus de deux ou trois malades à surveiller. Ceci est extrêmement important, car les soins sont tout dans cette cruelle maladie, et je crois avoir acquis la conviction que la vie des patiens dépend surtout de la promptitude et de l'intelligence avec lesquelles on administre les premiers secours.

On assurera une juste distribution des secours de l'art parmi les personnes des classes peu aisées.

On veillera surtout à ce que les malades soient visités et secourus à temps, car tout le succès est là.

On recommandera la propreté, aux indigens surtout.

On supprimera les réunions nombreuses d'individus malpropres, mal nourris, mal vêtus.

On purifiera, à l'aide des chlorures liquides, les casernes, les hôpitaux, les prisons et tous les grands établissemens où beaucoup de personnes se trouvent rassemblées en même temps.

On placera provisoirement les marchés hors de la ville, surtout ceux où l'on dépose les denrées extrêmement odorantes, comme le poisson, le fromage, etc.

On s'en rapportera aux médecins pour régler les inhumations.

On répandra de la chaux sur tous les cadavres.

Les médecins useront de la juste influence que donne le savoir, et de la considération qui leur est dévolue par leurs fonctions, pour agir sur le moral des familles dont la confiance leur est acquise.

Les citoyens devront : Observer une propreté plus grande que de coutume.

Faire usage de frictions sèches ou aromatiques, d'un exercice modéré, afin d'entretenir convenablement les fonctions de la peau.

Eviter les courans d'air, les suppressions de transpiration, la pluie, le froid des nuits, et surtout les refroidissemens et l'humidité des pieds.

Porter habituellement de la flanelle, vivre avec la modération qui convient à tous les hommes sensés ; éviter les excès de tous genres, le vin, les liqueurs fortes, qui sont les causes premières de beaucoup de maladies. Respecter ses habitudes si elles sont bonnes, les changer si elles sont mauvaises.

S'habiller selon la saison, introduire dans l'estomac des alimens de bonne qualité, de facile digestion.

Renouveler l'air des appartemens ; purifier celui-ci à l'aide des chlorures liquides, s'il est vicié ; enfin, entretenir partout la plus grande et la plus minutieuse propreté.

Appeler un homme de l'art aussitôt que la plus légère indisposition se fera sentir ; car, en médecine comme en morale, il est plus facile de prévenir que de réparer, et l'on doit se rappeler avec quelle promptitude les progrès de la maladie marchent quelquefois. La visite du médecin aura encore ce grand et important avantage, qu'elle tranquillisera le malade, qu'elle rassurera les personnes environnantes, si on a pris pour choléra toute autre affection.

En attendant l'arrivée du médecin, si le refroidissement du malade va sans cesse en augmentant, on

se hâtera d'étendre un matelas par terre, on y placera le malade, et, devant un bon feu de cheminée,
on lui frottera la surface du corps et surtout les
extrémités avec des morceaux de flanelle, ou des
brosses pas trop dures. On donnera à boire de l'eau
chaude, du thé, de la camomille, etc. On pourra
également mettre le malade dans un bain très-chaud
dans lequel on ajoutera deux ou trois livres de farine de moutarde. Si le malade ne peut se traiter
chez lui, on le transportera, sans perdre un instant,
dans les maisons que l'autorité aura fait disposer à
l'avance.

Les malades ou ceux qui les entourent, se garderont
bien de donner leur confiance à tous ces guérisseurs
qui ne craignent pas de se faire annoncer dans les
familles comme ayant des remèdes infaillibles contre
le choléra, et qui, présentés par des gens à gage
ou à *compte-à-demi*, surprennent la bonne foi
d'un fils ou d'une mère, et jurent, en touchant de
fortes sommes, de guérir en deux ou trois heures des
malheureux hors de tout espoir. Une personne de
notre ambulance a été témoin d'une effronterie de ce
genre commise chez un propriétaire de la place
Maubert, par un soi-disant médecin d'un hôpital des
Grandes-Indes, actuellement à Paris pour affaires, et

guérissant tous les cholériques par philantropie. Le malade mourut trois ou quatre heures plus tôt : dans ce laps de temps ne pouvait-il survenir quelques heureux changemens?

On fuira également ceux qui, au lieu de conseils , donnent une leçon d'histoire ; passent en revue toutes les pestes et épidémies qui ont existé avant et après Jésus-Christ; qui citent les dates, les jours, où Athènes, Rome, Constantinople, Marseille, la Hollande, etc., ont été transformées en désert par d'affreuses et cruelles maladies, etc., etc.

On mettra de côté tous les spécifiques vantés par le mensonge et la cupidité; car il n'y a ni spécifique, ni méthode exclusive dans le traitement du choléra-morbus. Il n'y a qu'une thérapeutique, c'est celle qui est modifiée selon la nature des constitutions individuelles, le mode d'invasion de la maladie, les différentes formes et la gravité des symptômes qui caractérisent chaque période; et cette thérapeutique ne peut être appliquée que par un observateur éclairé.

Enfin, on laissera dans les magasins de certains spéculateurs, plus avides qu'habiles, tout les préservatifs (vinaigres, alcoolats, mixtures, etc. , etc.,) dont les nombreuses vertus sont journellement énumérées à raison de *trente sous la ligne* (1), et dont le moindre inconvénient est de faire des dupes. Et pour ne citer que des faits qui ont pu être constatés par tous ceux qui ont cru à la vertu préservative du camphre et des chlorures, je rappellerai, 1° les maux de tête, les tintemens d'oreilles, les éblouissemens, les vertiges qui ont été occasionnés par la première substance ; 2° la toux, les anxiétés de poitrine, les irritations de gorge, etc., qu'ont éprouvées les personnes qui ont répandu avec profusion, dans toutes les pièces de leurs appartemens, du chlorure soit solide, soit liquide. Certes, comme désinfectans, personne ne peut et ne veut nier l'utilité des chlorures, mais, comme préservatifs du choléra, ils sont de la plus grande inefficacité. En veut-on une preuve ? dans une fabrique où l'on prépare du chlore, on a vu périr soixante-dix ouvriers sur cent soixante-dix huit.

Quant aux poltrons de la province et des pays

(1) On a vu avec peine que plusieurs journaux secondaient merveilleusement les fripons et les charlatans, en insérant dans leurs colonnes des annonces de médicamens, de prétendues méthodes curatives du choléra. Une telle activité de la part des individus qui font métier de lever des impôts sur la crédulité publique, ont l'inconvénient de faire perdre un temps précieux aux malades en les empêchant de recourir à temps au médecin qui peut seul connaître le mode de traitement convenable.

étrangers qui voudraient quitter le lieu   l'épidémie sévit déjà depuis quelques jours, qu'ils sachent que la plupart de ceux qui sont sortis de Paris ont été malades en route , que quelques-uns ont payé de leur vie leur peu de courage et leur départ précipité, et qu'enfin il en est d'une épidémie comme de la mitraille qui souvent, un jour de bataille, respecte les hommes placés aux premiers rangs et n'atteint que les fuyards.

X.

TABLEAUX SYNOPTIQUES

Ou relevés généraux des malades qui sont entrés dans les hôpitaux, qui en sont sortis, ou qui y sont décédés, depuis le 26 mars jusqu'au 26 mai 1832.

MARS 1832.

Dates.	ADMIS.			SORTIS.			MORTS.		
	Hom.	Fem.	Total.	Hom.	Fem.	Total.	Hom.	Fem.	Total.
26	»	1	1	»	»	»	»	»	»
27	2	1	3	»	»	»	1	»	1
28	12	1	13	»	»	»	2	1	3
29	22	12	34	»	»	»	14	3	17
30	42	20	62	»	1	1	20	5	25
31	53	37	90	4	3	7	27	18	45
	131	72	203	4	4	8	64	27	91

AVRIL 1832.

Dates.	ADMIS.			SORTIS.			MORTS.		
	Hom.	Fem.	Total.	Hom.	Fem.	Total.	Hom.	Fem.	Total.
1	88	55	143	6	4	10	34	16	50
2	125	74	199	3	6	9	67	41	108
3	135	107	242	2	3	5	82	49	131
4	207	120	327	14	9	23	97	48	145
5	227	182	409	13	9	22	123	78	201
6	309	212	521	32	7	39	125	101	226
7	295	279	574	17	16	33	151	122	273
8	331	272	603	38	17	55	160	148	308
9	279	264	543	54	30	84	161	130	291
10	249	231	480	62	54	96	137	111	248
11	231	250	481	76	26	102	137	135	272
12	225	236	461	46	58	104	131	133	264
13	178	197	375	73	69	142	137	146	283
14	166	187	353	77	57	134	87	110	197
15	132	165	297	45	57	102	87	96	183
16	145	187	332	98	77	175	87	96	183
17	132	159	291	65	64	129	85	88	173
18	130	150	280	68	62	130	72	65	137
19	112	132	244	60	76	136	62	72	134
20	109	137	246	57	59	116	57	65	122
21	93	114	207	84	63	147	57	73	130
22	84	99	183	59	41	100	49	58	107
23	95	100	195	90	94	184	50	55	105
24	74	105	179	68	62	130	35	46	81
25	97	86	183	49	41	90	26	56	62
26	78	97	175	49	38	87	32	59	71
27	58	69	127	48	29	77	19	27	46
28	45	70	115	52	107	159	23	26	49
29	38	48	86	36	51	87	17	28	45
30	47	45	90	58	67	125	20	16	36
	4514	4427	8941	1499	1333	2832	2407	2254	4661

MAI 1832.

Dates.	ADMIS.			SORTIS.			MORTS.		
	Hom.	Fem.	Total.	Hom.	Fem.	Total.	Hom.	Fem.	Total.
1	36	59	95	58	53	111	15	21	36
2	60	39	99	34	50	84	22	14	36
3	53	39	92	28	56	84	15	21	36
4	34	50	84	24	27	51	16	11	27
5	27	30	57	46	73	119	18	4	22
6	36	15	51	14	27	41	14	4	18
7	22	41	63	60	73	133	17	9	26
8	37	22	59	30	58	88	11	1	12
9	31	19	50	21	32	53	12	7	19
10	28	31	59	29	45	74	15	14	29
11	19	18	37	20	17	37	10	6	16
12	20	19	39	43	50	93	11	9	20
13	23	12	35	14	15	29	10	7	17
14	32	18	50	41	41	82	8	5	13
15	24	20	44	25	30	55	6	2	8
16	17	25	42	16	32	48	5	7	12
17	17	12	29	33	48	81	6	4	10
18	14	16	30	16	27	43	4	6	10
19	14	20	34	22	29	51	7	3	10
20	6	9	15	20	13	33	1	2	3
21	15	16	31	33	24	57	7	3	10
22	6	11	17	28	23	51	3	4	7
23	7	10	17	15	11	26	6	2	8
24	13	17	30	33	28	61	2	1	3
25	8	18	26	7	4	11	4	4	8
26	9	18	27	29	34	63	2	3	5
	608	604	1212	739	920	1659	247	174	421

RELEVÉ,

Par jours,

Des malades (1) inscrits sur le registre de l'ambulance de la rue des Fossés-Saint-Victor (Quartier du Jardin du Roi.)

AVRIL 1832.				MAI 1832.			
Dates.	Malades.	Dates.	Malades.	Dates.	Malades.	Dates.	Malades.
3	21	19	32	1	11	17	4
4	41	20	20	2	9	18	11
5	62	21	11	3	12	19	9
6	73	22	18	4	10	20	4
7	88	23	23	5	14	21	8
8	100	24	17	6	7	22	13
9	68	25	19	7	7	23	10
10	72	26	14	8	11	24	11
11	55	27	19	9	6	25	3
12	65	28	13	10	8	26	2
13	50	29	12	11	2	27	2
14	47	30	12	12	4	28	5
15	41			13	2	29	4
16	46			14	10	30	6
17	29			15	4	31	5
18	28			16	6		
TOTAL. . . . . 1096.				TOTAL. . . . . 220.			

(1) Tous les malades portés sur ce relevé, n'ayant pas eu le choléra, on aura assez exactement le nombre de ces derniers, en comptant, comme ayant été atteints par l'épidémie,

Les deux tiers, dans le commencement
La moitié, vers le milieu } de la maladie.
Le tiers, sur la fin

RELEVÉ

Des mêmes malades par rues composant le Quartier
du Jardin du Roi.

———

Rues.	Malades.	Rues.	Malades.
D'Arras,............	92	Quai des Grands-Degrés,	»
Du Battoir,..........	6	Gracieuse,...........	30 (7)
Des Fossés-St.-Bernard,	33	Du Haut–Pas ,.......	9
Et Cloître des Bernardins,	55	Neuve-Saint-Médard,..	67
Et impasse du Bon-Puits,	41	Mouffetard,...........	108 (8)
Des Boulangers ,......	110	Du Mûrier,..........	47
Contrescarpe,.........	23 (1)	Saint-Nicolas,........	38
De la Clef,..........	7 (2)	Du Paon ,..........	52
Clopin,.............	8 (3)	De Poissy, ...	22
Saint-Bernard,quai Saint-Bernard,...........	11	De Pontoise,........	8
Copeau,............	59	Et place du Puits de l'Hermite,......	5 (9)
Descartes ,..........	40 (4)	Quai de la Tournelle,..	8
De l'Epée de Bois, ...	8 (5)	Triperet,...........	10
Neuve-Saint-Etienne,..	22	Place aux Veaux ,.....	12
Des Fossés-Saint–Victor,	47	De Versailles ,.......	53
Saint-Victor,.........	219 (6)	Traversière ,.........	55 (10)
De Buffon ,.........	»	Clovis, ...	5
De Seine ,...........	»	Sainte–Pélagie ,......	7
Du Jardin du Roi ,.....	»		

(1) Depuis les numéros 1 et 13 , 2 et 6.
(2)   —   19   21   14.
(3)   —   1   5   2.
(4)   —   17   53
(5) Numéros pairs.
(6)   —   1 et 43 , 6 et 108.
(7)   —   7   17 , 14   16.
(8)   —   1   89.
(9) Numéros pairs.
(10)   —   impairs.

XI

Conclusions.

Le choléra a éclaté dans Paris du 22 au 26 mars ; les premiers malades furent reçus le 27 à l'Hôtel-Dieu, et avant cette époque quelques cas douteux, isolés, avaient été signalés dans la capitale.

De Londres à Paris, l'épidémie tomba comme une bombe ; ni les villes, ni les bourgs voisins des frontières ou intermédiaires à la capitale n'ont eu un cas de choléra épidémique.

La maladie n'a point éclaté d'abord dans les quartiers de Paris où se trouvent placés les postes, les messageries, les hôtels où arrivent les étrangers ; c'est dans un quartier tout opposé qu'elle s'est manifestée.

Le choléra a attaqué d'abord les individus les plus

malheureux, et le plus ordinairement plusieurs personnes de la même famille ont été atteintes à la fois.

Les médecins, les élèves en médecine, les sœurs
hospitalières, les infirmiers et les infirmières n'ont
pas été, toutes proportions égales d'ailleurs, attaqués
en plus grand nombre que les personnes étrangères
aux malades.

Dès son invasion, le choléra a eu toute l'intensité,
toute la gravité de celui que j'ai vu à Varsovie ; ce
n'est qu'au bout de onze à douze jours que ses symptômes se sont un peu amendés.

Le plus ordinairement, l'épidémie s'est manifestée
avec des prodrômes (*voyez* page 2), avec des signes
précurseurs ; mais elle s'est quelquefois montrée brusquement.

Une très-grande majorité de la population de la
capitale et de tous les pays de la France où le choléra
a régné, a ressenti plus ou moins l'influence épidémique. Cette influence a été à peine observée à
Varsovie. Trouverons-nous la cause d'un fait aussi
différent dans cette belle et malheureuse révolution
polonaise, qui alors occupait et vivifiait tous les
esprits ?

Le choléra a présenté plusieurs degrés d'intensité
(voyez *symptômes, périodes,* pages 3-7).

La première période du choléra , appelée à tort ou à raison *cholérine*, n'a jamais eu, prise à temps , de résultats fâcheux. Les soins les plus simples, les précautions les plus ordinaires, le repos, le calme d'esprit, ont constamment rappelé la santé. Il en a été à peu près de même de la seconde période, surtout si, comme dans la première , et plus que dans la première même , on a appelé promptement les secours de l'art,

Quant à la troisième période , celle dans laquelle la maladie se manifeste avec tous ses symptômes , toute son intensité et toute sa fureur ; dans laquelle les uns ne trouvent qu'une *gastrite* ou une *gastro-entérite* qu'ils combattent par des moyens appropriés, je crois qu'il est plus sage de se borner à la médecine *symptômatique*, comme on le fait dans une foule d'autres cas où l'on ne connaît pas plus la nature du mal qu'on ne la connaît dans le choléra.

Le passage de la période algide à la période de réaction n'est pas toujours régulier et tranché. Assez souvent il y a des alternatives de froid et de chaud ; les parties qui sont très-près des cuisses se réchauffent, tandis que les extrémités restent froides.

La durée de la période algide , ainsi que celle de la période de réaction , varie beaucoup. Tantôt la mort arrive au bout de quelques heures , tantôt après deux et trois jours , rarement cinq ou six.

La troisième période manque quelquefois , c'est-à-dire que la réaction a lieu à la fin de la période d'invasion ; ces cas , assez fréquens , ont une terminaison favorable.

La période de réaction a présenté trois formes différentes : dans quelques cas , elle s'est établie graduellement , elle a été modérée , mais suffisante ; dans d'autres , elle a marché avec lenteur ; enfin il y a eu des cas où elle a été violente et de longue durée. Ces trois formes ont été observées sur le même individu.

Dans quelques circonstances, on a vu la convalescence s'établir promptement, brusquement ; dans d'autres, beaucoup moins fréquentes malheureusement , elle s'est manifestée lentement, et toujours sa durée a été fort longue. Il y a encore dans ce moment des malades dont la convalescence date du commencement de l'épidémie , et dans le nombre il y en a qui n'ont eu que la cholérine. Enfin on a remarqué que la convalescence se prolongeait d'autant plus que les sujets avaient été plus vivement attaqués , et que chez eux les émissions sanguines avaient été plus abondantes et répétées un plus grand nombre de fois.

Il existe peu de maladies à la suite desquelles la convalescence soit aussi longue que celle qui survient après le choléra. Pendant long-temps, les convales-cens cholériques éprouvent une grande faiblesse; la figure est pâle, amaigrie, contractée, alongée; les yeux sont ternes, humides, languissans; la paupière inférieure reste livide; la langue est blanche dans sa partie moyenne, épaisse, molle et rouge sur ses bords; la bouche est pâteuse et mauvaise; le besoin de manger se fait sentir à chaque instant, et la moindre alimentation fatigue et même donne lieu à des douleurs épigastriques. Si une imprudence a lieu dans le régime alimentaire, on voit bientôt survenir les douleurs de l'estomac et de l'abdomen; des vents circulent et sont rendus par haut et par bas; le sommeil est léger, difficile et tourmenté par des rêves plus ou moins fatigans; en un mot, les plus grandes précautions doivent être long-temps observées, soit sous le rapport des fatigues de corps et d'esprit, soit sous le rapport de l'hygiène.

Quant, après les nombreuses ouvertures de cadavres (*voyez* pour les résultats pathologiques page 136) qui ont été faites, on a dit que quelquefois on n'avait trouvé aucune lésion appréciable, on a voulu parler de la membrane muqueuse gastro-intestinale qui ne présente pas toujours, et il s'en faut de beaucoup, des traces d'inflammation; mais jamais on n'a prétendu avoir vu, soit à Varsovie, soit à Londres et à Paris, un cholérique dans lequel on n'ait rencontré la viscosité des plèvres, la consistance particulière du sang et de la bile, la vacuité de la vessie, la matière blanchâtre intestinale, etc., qui ont été partout et constamment observées.

Tous les praticiens conviennent que les causes premières, la nature et le siége du choléra, sont encore inconnues; tous, ou presque tous (car il y a eu une Société pour la *propagation de la contagion dans le choléra-morbus*) sont également unanimes sur la non contagion de cette terrible maladie.

Si les causes premières du choléra sont inconnues, il n'en est pas de même des causes prédisposantes qui ont été longuement énumérées page 16.

Les âges, les sexes, les professions, les fortunes, les quartiers ont été indistinctement mais très-inégalement atteints par la maladie. Cependant les victimes ont été plus nombreuses chez les vieillards, les femmes en couche, les sujets débilités par la misère, la débauche, les travaux excessifs de corps et d'esprit, les affections tristes de l'âme, les intempérances, et les maladies antérieures.

A Varsovie, à Londres, le choléra a moins par-
couru de quartiers qu'à Paris ; et ici comme dans les
capitales précédentes, comme à Vienne, à Berlin, à
Saint-Pétersbourg, à Moscou, etc., on ne peut reconnaître aucune règle, aucune condition, aucune cause
assignables à cette marche.

Les colléges, les écoles, les pensionnats, les maisons religieuses et particulières, toutes les personnes
qui mènent habituellement une vie régulière, bien
ordonnée, bien occupée et sobre, qui n'ont rien changé
à leurs habitudes, n'ont eu qu'extrêmement peu de
malades. Ceci vient à l'appui de ce que j'ai dit dans le
courant de ce Mémoire : Que si le lendemain de l'invasion
du choléra à Paris, on eût pu supprimer la misère
des classes laborieuses et nécessiteuses, et tranquilliser
le moral général, l'épidémie n'eût fait qu'un très-
petit nombre de victimes.

Il n'y a ni spécifique, ni méthode exclusive dans le
traitement du choléra. Chaque traitement doit être
modifié selon les individus, le mode d'invasion de la
maladie, ses différentes formes et l'intensité des symptômes de chaque période.

L'influence épidémique a été combattue avec succès
par des soins hygiéniques généraux, par une plus grande
sévérité dans la nature et la quantité des alimens.

Les prodrômes du choléra ont cédé, surtout chez les jeunes sujets robustes et pléthoriques, aux émissions sanguines, aux boissons émollientes ou acidulées, au repos de corps et d'esprit, à la diète.

Quand aux autres périodes et à la convalescence, voyez ce qui a été dit pages 121-127.

FIN.

TABLE DES MATIÈRES.

FIN DE LA TABLE.